その医者のかかり方は損です

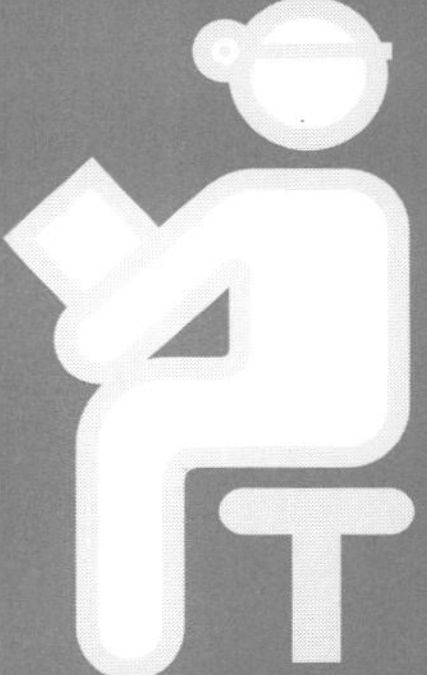

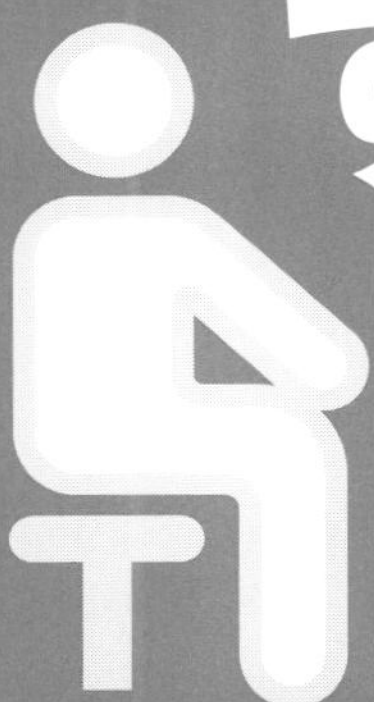

長尾和宏
医師

青春出版社

はじめに

はじめて診察室に入ってきて、

「先生、3日前からこめかみがジンジン痛くて……」

と言う患者さんと、

「私、片頭痛持ちなんです」

と言う患者さん。


どちらかが損しているとしたら、どちらだと思いますか？


意外かもしれませんが、私なら「後者」と答えます。

「片頭痛」と言ったほうが効率的と思われるかもしれませんが、医者にしてみれば、いつから、どこがどう痛いのか、さっぱりわかりません。

「3日前からこめかみがジンジン」のほうが、具体的です。後頭部でも頭の前側でもなく、こめかみが、「ズキズキ」でも、「たまにズキン!」でもなく、ジンジン痛い。

こういう「生の言葉」こそ、医者が欲しい情報なのです。医者はこうした情報を手がかりに、「いま、この患者さんの体の、どこに一番の問題があるのか」を、正確に見きわめようとする作業を始めます。

買い物でちょっと値切ってもらうといった意味での「トク」「損」は、医者と患者さんの間では関係ありません。でも、

「この患者さんは、ちょっと損してるなぁ」

「もっとこういう伝え方をしてくれたら、こちらもいろいろアドバイスできるのに」

「偏《かたよ》った情報を信じ込んでしまっていて、心配だな」

と感じることがよくあります。

患者さんがして下さる気づかいや配慮が、医者には逆効果になっていたり、勉強熱

心なのが裏目に出ることもあります。

ところが患者さんたちは、そのことにあまり気づいていない。とてももったいないと思います。

反対に、

「この患者さんは、医者との上手なつきあい方をよくご存知だな」

「こういうふうにしてくれると、とても診療がやりやすいなぁ」

と、ついつい親身になってしまう方もいらっしゃいます。


これまで、医者はこうしたあたりのことをあまり言ってこなかったのでしょう。そこで、この本を書きました。医者とのより良いコミュニケーションのために本書をご活用頂ければ、医者としてこんなにうれしいことはありません。

平成27年7月

長尾和宏

その医者のかかり方は損です　もくじ

3章 この「常識」はトク？ 損？

4章 診察室で、こういう人は好かれる？ 嫌われる？

7章　かしこい患者さんになる12か条

編集協力　橋口佐紀子
装丁　ソウルデザイン　鈴木大輔

1章

この「病院の選び方」はトク？　損？

「総合病院ならオールマイティ」は本当？

10年間、関西の大病院を10軒ほど回ったという患者さんが、私のクリニックに来てほんの10分で、困っていた症状が治まったことがありました。

その患者さんは、「大きな病院で検査をしてもらわなければ」と思い込んで、有名病院を回っていたそうです。ところが、いくら検査をしても病名さえわからないし、ぜんぜん良くならない。そこである日、まったく期待せずに、すぐご近所だった長尾クリニックに入ってみたそうです。

「喉のイガイガがずっと治らないんです。階段を降りるときに下を向くと、なんだか喉が気持ち悪くなるんです」

そう言われて、ピンときました。

「ああ、それは典型的な逆流性食道炎ですね。タケプロンという薬を出しましょう」

薬を処方したところ、案の定、症状はたった10分でピタッと治まりました。その患者さんは「大学病院であれだけ検査をしてもらってもわからなかったのに！」とびっくりして、それ以来、すっかり長尾クリニックのファンになってくれました。

気になる症状があるときに、「どの医療機関に行くか」は大事です。

この患者さんの場合は、喉に違和感があるということで、大きな病院の耳鼻咽喉科や呼吸器科、口腔外科を回っていました。でも、逆流性食道炎というのは、胃の内容物が逆流することで食道の炎症を起こす病気。担当は消化器内科や胃腸科です。

大病院の各診療科は、その診療科の病気の治療には長けていますが、専門外の病気を診ることは得意でない場合があります。だから、この患者さんのように、「いくつもの大きな病院にかかったのに、何もわからなかった」という事態に陥ることがしばしばあります。

〝総合病院〟に行ったら、総合的に診てくれる!?

そう患者さんは思っていますが、一番総合的に診られないのが総合病院です。たくさんの診療科が並んでいるので、「ここに行けばどんな病気でも見つけてくれる」と思うかもしれませんが、たくさんの診療科があるということは、細かく分かれているということ。

それぞれの専門家、専門チームは揃っているけれど、専門的にしか診ることができない医者が揃っているのが、総合病院です。

総合病院に行くから、ありふれた病気がわからない？

こんな患者さんもいました。

ひどい息切れがあって、ある大病院に行ったら、まず「循環器内科に行きなさい」と言われた。循環器内科にかかると、心臓の周りに水が溜まっていることがわかり、水を抜いてもらった。次に「腹水も溜まっている」ということで、消化器内科を紹介され腹水は抜いてもらったものの、大腸内視鏡検査では異常がありませんでした。

「これはとても珍しい病気かもしれません」

と言われて、なんだかんだと検査をしているうちに2か月も経ってしまったそうです。

その結果、判明したのは、珍しくもないただの食道がんでした。すでに末期で、がんが全身に転移していただけだったのです。

多くの患者さんは、「総合病院に行かなければ病気はわからない」と言います。でも、**「総合病院に行くから、わからない」**ということもあるのです。

そもそも、総合病院という言葉、一般的にはよく使われていますが、医学的には、そんな定義はありません。いわゆる俗語です。

「診療科が揃っていて、それぞれの専門医が揃っていて、それぞれの医者が協力して総合的に診てくれるのが総合病院」というのは、患者さんが勝手に抱いているイメージにすぎません。

言ってみれば、「アイドル」に幻想を抱くようなもの。

総合病院と言われる大病院は、総合的に診てくれる医者がいるのではなく、細かく専門分化された診療科と、その領域しか診ない専門医が揃っている病院のことです。

「名医は都会の大病院にいる」は本当？

総合病院幻想があるように、「都会の大病院に行けば、名医に会える」という幻想も根強くあります。

なぜだか、みなさん、遠くの病院に行きたがるものです。

「田舎の医者よりも、都会の大きな病院の医者のほうが腕がいいはず」

そう都会に住む息子や娘に言われて、病院を変えるべきか悩む患者さんもよくおられます。

先日も、「がんが再発してしまったのですが、東京に住む娘から、『最初の治療でお世話になった地元の市民病院ではなく、都心の大きな大学病院で診てもらったら』と勧められました。どう思いますか？」と、相談を受けました。

都心の大きな大学病院のほうが、田舎の市民病院よりも建物は立派で、手術数も多いでしょう。でも、治療をするのは、建物ではなく医者という人間です。病院を比べるのではなく、担当する医者を比べなければ意味がありません。

その患者さんには、「あなた自身は、地元の主治医に満足しておられますか？　これまでの治療に満足しておられるのなら、わざわざ遠くまで行かなくてもいいと思います。逆に、今の主治医を信用できないのであれば、娘さんが勧める大学病院で、一度診てもらったらどうでしょうか」と、アドバイスしました。

私のクリニックにも、新幹線や飛行機で数時間かけて遠方から来られる患者さんがいます。来てしまったら断れないので、診させていただくものの、「次回からは近くの先生に診てもらってね」とやんわり伝えています。

遠くのものは、何でもよく見えるのでしょうか。

でも医療は継続性が大事。どんな医者でも、関係性が継続しなければ、その人にとって名医にはなりえません。無理して遠くの病院に通っても、通院のストレスで免疫能が下がって、かえって病気を進行させるかもしれません。

難病などの特殊な治療なら、その病気の治療で有名な大病院の近くに泊まって、通院するのも一つの方法です。でも、がんのように一般的な病気の場合、患者さんが思っている以上に、**都会だろうと田舎だろうと、医者の腕はそんなに変わりません。**

「とりあえず大学病院」で大丈夫？

「とりあえず、大学病院だったら大丈夫だろう」

これも、よく聞く言葉です。

大学病院に行っておけば間違いない、と思い込んでいる人は多い。

でも、大学病院こそ、実にいろいろな医者がいます。何百人という医者がいて、どの医者にあたるかで、患者さんの運命は大きく変わります。

そもそも大学病院の使命は、目の前の患者さんを治すことだけではありません。教育、研究、臨床という3つの使命があります。

患者さんにとって「いい病院」とは、病気を治してくれる病院でしょう。つまり臨床の質が高い病院。でも、大学病院は同時に教育も研究もしなければいけないのです。だから、若い研修医たちに囲まれて見世物になっても、もともとそういう場所なのだから、文句は言えません。

最初から大学病院に行くのは、大学病院の実態を知らない「残念な医療のかかり方」です。大学病院でしか治せない病気、大学病院でしか受けられない特殊な治療は確かにあるので、それは別として、一般の病院でも診療所でも受けられる医療であれば、わざわざ大学病院に行く必要はまったくありません。

大学病院にわざわざ行く必要のない病気で大学病院にかかったときに、もしも、「今後は、近くの医療機関にかかってくださいね」と言われたら、患者さんは「冷たい」と思うかもしれませんが、そこはいい病院だと思います。

逆に、地域の診療所でも診られる病気をずるずると診ている大学病院はどうかと思います。まあ、それでも大学病院がいいという患者さんもおられますが。

大学病院は、そこでしか受けられない治療を受けに行く場所。そう心得ておいてください。

「手術数が多い病院のほうが安心」で大丈夫？

命にかかわる病気の治療、特に外科手術を受けることになったとき、どうやって病院を探しますか？

よく見かける指標の一つが、「手術数」です。

主要な病気別に、手術数の多い病院を紹介するランキング本は、毎年新しいものが出ています。同じような雑誌の特集もよく見かけます。

胃がんの手術数が年間５００件の病院と、年間１００件の病院があったら、５００件手術している病院のほうが安心、と思うでしょうか。でも、そんなに単純に比例するわけではありません。

ひとつには、病院としては手術数が多くても、執刀する医者ごとにみたら、そんなに差がないということがあります。病院全体の数が多くても、医者の数も多ければ、医者ひとりあたりの経験数はたいして多くはなくなります。

また、その医者が個人としてもたくさんの手術をやっているとしても、数だけが多い荒っぽい手術で、結果が伴っていないとしたら？　逆に数は少なくても、1件1件ていねいに手術をしている医者のほうが、患者さんの満足度は高いでしょう。

もし数だけで評価が決まるのであれば、極端な話、病院は1カ所に集約してしまえばいいのです。そうしたら、手術数、症例数は断トツで多くなります。でも、その分、質が上がるかというと、そう単純ではないと思います。

レストランだって、大きなレストランがどこよりも美味しい料理を出すかと言ったら、そんなことはありません。小さくても、美味しい料理を出す店はあります。

スポーツ選手にしても、プロでやっている人は、確かに練習量も多いでしょう。でも、アマチュアの選手が同じだけの練習量をこなせば、プロの選手に勝てるかと言うと、決してそうではありません。それと同じで、**数や量と質は、単純には比例しない**のです。

2章

この「名医の選び方」はトク？　損？

テレビに出たり本が売れてるのが名医？

テレビをつけると、ほぼ毎日、どこかのチャンネルで健康や病気に関する番組をやっています。「尿トラブルの名医」とか「心臓のスペシャリスト」とか、「腰痛治療の名医」、「頭痛治療の名医」、「高血圧治療の名医」とかが登場し、面白おかしく解説するような医学番組です。

それを観て、「あの先生に診てもらいたい！」と思う人は多いでしょう。実際、テレビに出ると、患者さんが増えると聞きます。

では、テレビによく出る医者が名医かというと、これは完全に誤りだと思います。**真の名医というのは、目の前の患者さんの治療や、臨床研究や学会活動に忙しいので、テレビに出ている暇なんてありません。**医学書は別として、一般書を書いている暇などありません。

一般書を出し続けている私が言うのもなんですが、あえて言います。真の名医に、テレビに出たり、本を書いたりする暇はありません（もちろん例外はありますが）。

医者の間では、**「テレビに出たり、本を書くようになったら終わりだ」**というのが暗黙の了解のようなもの。私が知っている限りでも、本当の名医はテレビに出たり、一般受けするような本を書いたりはしていません。実に淡々とひっそりと患者さんと向き合っています。患者にとって本当にいい医者というのは、はっきり言って地味です。

だから、病気になって医者を選ぶときに、テレビや本の情報に惑わされないでほしい。テレビや本、雑誌に登場する遠くの医者をわざわざ訪ねなくても、もっと近くにいい医者はいるはずです。身近な名医をぜひ探してください。

名医図鑑に名医はいる?

病院のランキング本とか、名医を紹介する本とか、名医が選ぶ名医図鑑とか、いい病院、いい医者を紹介する本は多いです。

本当にいい病院、いい医者だったらいいのですが、医者の間では、「なんでこの病院が載《の》っていて、あの病院は載っていないの?」とか、「この先生が名医かねぇ、だったらあの先生のほうがよっぽど……」とか、何かと疑問が湧きます。

そもそも、「名医図鑑を発行する予定なんですが、ウン10万円出したら載せてあげますよ」なんて、営業の電話が突然かかってくることも。医者のなかにも名誉がほしい人は結構いるので、お金を払ってでも載りたいという人はいるのでしょう。だから、広告的な名医図鑑をよく見ます。

広告ではなく、編集部がリサーチして名医情報を集めてつくっている本にしても、マスコミ対応がうまい病院、宣伝に長けた医者ばかりがずらずらと載っているということもあります。

もっと言えば、病院内のヒエラルキーを考えると、どんなに腕が良くても、部長を差し置いて、後輩や若手が載るわけにはいきません。**社長を差し置いて、部長や課長が載れないというのと同じことです。**

特に外科は、実際に手術を執刀しているのは、それなりに経験を積んで、かつ、体力も気力も視力も衰えていない30代、40代がいちばん多いもの。でも、名医図鑑のような本で紹介されるのは、30代、40代のバリバリ手術・治療をやっている医者たちではなく、その上の、もうほとんど手術をしなくなった医者であったりします。

スポーツで言えば、ああいう本に出てくるのは、プレイヤーではなく、監督やコーチ。そう考えて、参考程度にとどめたほうがいいと思いますよ。

イケメン医師は名医？

人は見た目が9割、と言われます。

どんな世界でも「見た目」で判断できることは多いでしょう。この人は信頼できそうだ、この人はどうも信頼できない、などなど。

医者の世界だって、同じです。

では、「男前の医者は腕もいいか？」と言うと、いい医者もいれば、悪い医者もいる。男前だからと言って、腕もいいとは限らないというのは、当たり前の話ですよね。

ただし、同業者である医者から見て、「かっこいい」と感じる医者がいます。それは単に顔が男前なのではなく、立ち居振る舞いや生き方、生活や仕事ぶりも含めた格好の良さです。

一方で、男前だけれど見かけ倒しというか、中身の伴わないイケメン、もっと言えば〝チャラい医者〟というのもいます。第一印象で「チャラい」と感じる医者には、腕はあまり期待しないほうがいいかもしれません。

身だしなみに気を遣《つか》うことは大事ですが、必要以上に若作りをしようとしている医者、ピアスをしたり髪を染めたり、個性的な髪型をしたりしている医者の実力はいろいろです。

テレビによく出る医者のなかにも、イケメンで芸能人気取りの医者がいます。テレビでは、「絵になる」ことが重視されるのでしょう。でも、診療の場面では、そういう医者ほど見かけ倒しで頼りにならないことが多い。

私は、クリニックの経営者として、医者を雇う立場でもありますが、もしすごくイケメンな医者がいたら、まず疑ってかかります。いくら男前であっても、普通の医者らしい臭いが残っている医者を採用したいと思っています。

普通の医者らしさとは何かというと、言葉で説明するのは難しいのですが、「医者顔」

というのがあると思うのです。つまり、お医者さんらしい顔。

学校の先生でも、教育者らしい顔というのがあります。お坊さんでも、お坊さんらしい徳のある顔というのがあります。あるいは、この道一筋という職人さんは職人さんらしい顔をしています。それらと同じで、**医者らしい面構えというのがある**と思うのです。その道の仕事を続けていると、自然と見た目にも現れるのでしょう。

小児科医顔、外科医顔、美容整形外科医顔……

もう少し細かく言えば、診療科によっても、「医者顔」というのは変わります。その診療科らしい顔、らしい雰囲気というのがあるのです。

一番わかりやすいのは、小児科。小児科医らしい小児科医というのは、とにかく柔和。何を言っても怒らないんじゃないかというくらいに優しい。勝手なイメージで言えば、ムーミンのような、柔らかさ、穏やかさ、温かさを持っています。

一方、外科医は、清潔感があってピシッとしている。職業柄、時間に正確で、動きは機敏で我慢強く、粘り強く、言葉数は多くなくて、職人気質なイメージです。

同じ外科でも整形外科は、少し違います。整形外科医は、職人気質というよりも、もっと社交的で少し大雑把な印象。ちなみに、美容整形はというと、いわゆる「医者顔」とはずいぶん違い、個性的なイメージです。

では、町医者はどうかと言うと、評判の良い先生は、やっぱりいいお顔をされています。言葉で表現するなら、寛容で明るい雰囲気。この寛容さと明るさは特に町医者には必須の要素でしょう。雰囲気が暗い医者にかかっていたら、患者さんまで暗くなってしまいます。

でも実際は、暗くて怒ってばかりの医者や、声が小さくて何を言っているのかよくわからないような医者も結構います。

顔立ちからその人の性格や気質、才能、運命を判断する「人相学」というのがありますが、医者選びも、自分に合った医者を選ぶには、顔の相も大事です。顔で選ぶ、つまりちゃんと〝医者顔〟をしていて、好感が持てる顔の医者を選ぶというのも、一つの方法だと思います。

美人女医は冷たい？

女医さんなんだけれど、大丈夫かな。

そんな相談を受けることがあります。「在宅医療を受けようと思って、紹介されたのが女医さんだったんだけど……」とか、「近所にクリニックができたけど、女医さんなんだよ」とか。

「男前な医者はどうか」という話と同じで、いい女医さんもいれば、変な女医さんもいるので、なんとも答えようがありませんが、男よりも男前で信頼が厚い女医さんもいますし、面倒見のよい素敵な女医さんもいます。だから、「女医さんで良かった」と言う人もたくさんいます。

一方、「この間、診察してくれた女医さん、ばっちり化粧をして、髪は茶色くてピアスまでしてて、なんだか信用できなかった」と話す人も。

その直感は、あながち間違いではないでしょう。私の経験上、見た目に気を遣いすぎている女医さんは、あまり信用しません。

医者というのは、自分のことより相手のことを優先しなければいけない職業です。自己犠牲の上に成り立っていると言うと、格好つけすぎかもしれませんが、そういう部分が多少なりともあります。自分中心には仕事を進められない、患者さんに振り回される職業だから、自分のことをあまり構っていられないものです。

それなのに、自分の見た目にかなり気合を入れているということは、それだけ仕事のほうに身が入っていないということ。患者さんに費やすべきエネルギーを、自分の美を保つことに費やしているということでしょう。

美人な女医さんにあたれば、男性患者としては嬉しいかもしれません。でも、どこまで患者さんのことを思ってくれるかは保証できません。

もし私が患者だったら、表面的な美しさはさておき、**笑顔が素敵だったり、面倒見がよかったり、温かみがあったりする女医さんにかかりたいものです。**

おじいちゃん先生じゃ不安？

「女医さんなんだけれど、大丈夫かな？」と同じように、たまに聞かれるのが、「おじいちゃん先生なんだけれど、大丈夫かな？」という質問。

診察室に入って、目の前の医者があまりに高齢だと、「昔ながらの治療法しか知らないんじゃないか」「最新の薬や最新の治療法は使えないんじゃないか」、と心配になってしまう気持ちはよくわかります。

実際、認知症になって、すっかりボケているのに、テキパキ働く看護師さんに支えられながら、なんとか外来診療を続けているおじいちゃん先生を知っています。でも、もちろんそれは例外です。

おじいちゃん先生だからといって、最新の治療を知らないかというと、案外、そうでもありません。

勉強会や講演会に行くと、パッと見はよぼよぼしたおじいちゃんにしか見えない先生が、若い医者よりもずっとよく勉強していて、知識豊富だったりします。

昔のおじいちゃん先生は、まさに想像どおり、見た目どおりで、昔ながらの治療をそのまま続けているような先生ばかりでした。でも最近では、おじいちゃん先生も完全に二極化しています。

見た目どおりのおじいちゃん先生と、「若い者には負けん！」とばかりによく勉強しているおじいちゃん先生に、すっかり二分されています。

人生の最終章にさしかかって、看取りも含めて最期の最期まで診てくれる医者を探したいというときには、おじいちゃん先生はあまりおすすめできませんが（寿命を考えると自分よりも一回りは若い医者を選ぶべき）、普段の診療であれば、おじいちゃん、おばあちゃん先生でもよく勉強している先生は、充分頼りになると思います。

「多死社会」がわからない若い医者

ある大学病院で講演に呼ばれた時のこと。

「今、毎年、120万人の人が死んでいます。それが2025年には160万人に増え、47万人分の死に場所を整備することが国家的課題となっています。そこで本日は、終末期医療に詳しい長尾先生をお迎えしました」

講演の冒頭、大学病院の偉い先生が、そんな風に挨拶《あいさつ》をし、私を紹介してくれました。それを受けて、私は、次のような質問から講演を始めました。

「毎年、120万人の人が死んでいますが、年間の死亡者数は年々増えているでしょうか、それとも減っているでしょうか? 増えていると思う人? 手を挙げてください」

2、3割のお医者さんが「増えている」に手を挙げました。次に、「減っていると思う人?」と訊《たず》ねると、残りの7~8割のお医者さんとともに、一番前に座っていた、冒頭に挨拶をされたばかりの偉い先生までも「ハイッ!」と手を挙げました。冒頭の私の話は、いったい何だったのでしょうか。

団塊の世代と呼ばれる１９４７～51年に生まれた人たちが、２０２５年には全員75歳以上になります。人は皆、いずれは死ぬのだから、高齢者が増えれば亡くなる人も増えるというのは当然のことです。

なぜ減っていると思うのか、若い医者に聞くと、返ってくる答えはいつも同じです。

「医療が発達して、人はそう簡単に死ななくなったから」

胃ろうもあるし、人工呼吸もあるし、透析もあるから、「人はそんなに簡単には死なないよ」と、そんなことを平気で言います。

在宅医療の研修に来る若い医者たちも、同じ質問をすると、皆、「減っていると思う」と言うので、「いやいや、最近よく『タシ社会』って言うでしょう？」と話すと、「え、タシってどんな字ですか？」と言われる始末です。多死社会という漢字さえわからないのです。

そんな医者たちが病院で終末期医療をやっているのだから、愕然《がくぜん》とします。自分の専門分野の最新の薬については勉強しても、医療全体を見る目は持っていない。そういうお医者さんに診てもらっているということを、患者さんは知っておいてください。

クスリ出さない医者は名医?

「子どもが熱を出しました」と、慌てて夜間診療所に駆け込んで、小児科医から「大丈夫ですよ。薬もいりません。水分を飲ませて様子を見ましょう」と言われると、急に激怒する母親がよくいます。

「わざわざ病院に連れて来たのに、薬さえ出さないとは何事や!」と、わざわざ新聞に投書をしたり、「診察料返せ!」と役所に行って文句を言う人まで。

どうして、そんなにも薬をもらいたがるのか、不思議で仕方ありません。

薬を出すのが医療だと思い込んでいるようで、病院に行って薬をもらわなかったらお土産なしで家に帰るような損した気になるのでしょうか。

本当の医療は、薬を使わないのがベスト。食事療法や運動療法など、薬以外の方法で治すのが最良の医療だと思います。

江戸時代に貝原益軒《かいばらえきけん》が書いた健康指南書『養生訓《ようじょうくん》』がベストセラーになりました。実はこの本、益軒が83歳のときに出したものです。ここに書かれている内容を、現代版に直して指導できる医者が真の良医でしょう。

薬を使うのは、あくまでも次善の策。薬よりもその人がもともと持っている自然治癒力、免疫力が大事です。ところが、そんなことをいくら話しても理解してもらえないので、しょうがなく、最小限の薬を出しています。

風邪が、その典型。そもそも風邪を治す薬は、ありません。

薬を飲めばすぐに治る。飲めば飲むほど良くなる。そう思い込んでいる人も多いですが、そんなことはありません。むしろ飲めば飲むほど悪くなる場合もあります。

たとえば、風邪をひいて熱が出ると、すぐに「解熱剤をくれ」と言われます。でも、熱を人為的に下げてはいけないのです。風邪をひいたら熱が出るのは当たり前で、熱が出るのは、体が免疫能をあげて自然治癒力で治している課程。

それなのに、まるで熱で死んでしまうかのように思っている人がいます。

「熱が下がらなくて死んだらどうするんだ？」

「死にませんって」

「死んだら責任取ってくれるのか！」

「大丈夫ですよ、責任取りますって」

そんなヘンなやりとりが、診察室で繰り広げられています。

下痢止めも同じ。ノロウイルスなどの感染性胃腸炎では下痢をすることが多いですが、かといって下痢止めを出したらいけません。

「下痢のために医者に行ったのに、下痢止めも出さないってどういうことですか！」

あとから親御さんや旦那さんから文句の電話がかかってくることがあります。

でも、下痢をすることで、体は原因となっているウイルスや細菌を一生懸命外に出そうとしているのです。「だから下痢を止めちゃいけないんですよ」と説明するものの、

「いやいや、薬で早く治してくれ」と、みなさん言います。

その言葉に押されて下痢止めを出しても、患者さんが損をするだけ。だから仕方なく、整腸剤の「ビオフェルミン」などを出すのですが、本当は飲んでも飲まなくてもそう変わりません。

薬よりも、ラムネ？

風邪や下痢にかぎらず、患者さんが満足しないから薬を出しているというケースはよくあります。胃薬だって、本当は必要ないのに、「患者さんが医者にかかった気にならないから」と、とりあえず出していることが結構ある。

血圧にしても、薬を飲むほどでもないのに、妙に薬を欲しがる人が多いです。仕方ないので、毒にも薬にもならないような一番弱い降圧剤を出すのですが、処方せんを書きながらむなしくなります。

最近では、**プラセボ製薬という会社が「プラセプラス」というプラセボを売っているる**のですが、これが実によく効くそうです。プラセボとは、薬に似せて作った偽薬のこと。プラセプラスも白い錠剤の形をしていて、飲むと、ほのかに甘い味がします。言ってみれば、見た目は薬で、中身はラムネ。もちろん、なんの効能もありませんが、まさにプラセボ効果で、信じて飲むと、よく効いた気になるらしい。

薬を過信している患者さんから、あまりにしつこく「薬をください」と言われると、この薬の形をしたラムネでも出したいなと、つい思ってしまいます。

クスリをたくさん出すのは金もうけ？

薬をほしがる患者さんが多い一方、「医者は金儲《もう》けのために薬をたくさん出すんだろうな」と思っている人も結構多いものです。

確かに、薬を全く出さないと儲けが減るという現実は、多少あります。外来診療で、薬を出さなければ、得られる報酬は、診察代（初診料や再診料）と検査代くらいです。

薬を出したら、院外処方（薬局で薬を受け取る）の場合、医者は「処方せん料」として680円もらえます。院内で薬を出す場合は、「処方料」として420円の収入になります。

処方せん料、処方料があるのとないのとは違うので、薬を出したい気持ちが働く医者がいるかもしれません。でも、薬をたくさん出せば、その分儲かるかというと、そうでもありません。院内処方の場合、昔は、「薬価差益」といって、薬の仕入れ価格と薬価（薬代としてもらえる金額）の差額で儲けている医者が結構いました。

でも今は、先発品の薬価差益はほとんどありません。ジェネリックであれば多少の差益はあるものの、そもそも院外処方が増えているので関係ありません。院外処方の場合、薬価差益は病院の収入にはなりません。薬を出すことで病院が受け取る報酬は、処方せん料だけです。

というわけで、たくさん薬を出したところで、医者はたいして儲からない。逆に、7種類以上の薬を出すと、処方せん料も処方料も低くなり儲かりません。通常680円の処方せん料は400円に、420円の処方料は290円に下がるのです。

儲からないのに、なぜ、たくさん薬を出す医者がいるのかと言うと、多剤投与の弊害に無知、無関心だから。薬の数が増えれば副作用のリスク、高齢者であれば転倒のリスクが増えることを忘れているのでしょうか。

たくさん薬を出したほうが仕事をした気になるという無知な内科医もいます。加えて、「この病気にはこの薬とこの薬」「あの病気にはあの薬とあの薬」……と、**病気ごとのガイドライン通りに薬を出して、気づいたら10種類にも20種類にもなっていることも。専門分化された縦割り医療の弊害で、全体が見えていない医者が多いのです。**

だから、薬をたくさん出すのは、金儲け主義というより、無知な医者なのです。

専門医なら安心？

最近では、勤めている医者の名前やプロフィールをホームページに掲載している病院が増えています。病院に行く前に、どんな医者がいるのかをチェックしている患者さんも増えています。

何を見て「良さそうだ」と判断しているのか、患者さんに聞いてみると、どうやら「○○専門医」という言葉に弱いようです。専門医だったら間違いない、と信じている人が多いのです。

「専門医」と一言でいっても、ピンからキリまであります。内科専門医、外科専門医、小児科専門医といったベーシックなものから、細かい領域まで、100種類以上の専門医、いやもっともっとあるかもしれません。

取るのが大変なものもあれば、言ってはなんですか、申請さえすれば誰でもなれるような専門医資格まであります。

サッカーのJリーグにたとえるとわかりやすいでしょう。

Jリーグには、J1、J2、J3、J4とあります。

「サッカーをやっていて、J1のチームに所属しているんです」と言われるのと、「サッカーをやっていて、J4のチームに所属しているんです」と言われるのでは、まったく違う世界ですよね。サッカー選手であることは同じでも、似て非なるもの。それと同じように、「専門医」も、J1相当の専門医もあれば、J4相当の専門医もあるのです。

「J1」の専門医資格から「J4」の資格まで「○○専門医、▲▲専門医、■■専門医……」と、たくさんの専門医資格を持っている医者がたまにいます（私もそうですが）。それは、資格マニアのようなもの。「そんなに資格を取って何に使うの？」という人がいますよね。それと同じで、多いほどいいという訳ではありません。

専門医は治療の専門医とは限らない

また、「○○専門医」といっても、その領域の治療のスペシャリストとは限りません。

たとえば、あえて例を挙げると、認知症専門医。認知症専門医と聞いたら、「認知症を治してくれる先生」「認知症の人をハッピーにしてくれる先生」だと思うでしょう。

しかし認知症専門医は、認知症医学の専門家であり診断や治療に長けているのでしょうが、目の前の患者さんの生活を本当に幸せにできるとは限りません。

だから、認知症専門医を持たない一般の医者よりも、認知症専門医のほうが、認知症の人のかかりつけ医として相応《ふさわ》しいかというと、そうとも限りません。

専門医を捨てていく医者も

専門医資格を維持するのは結構大変です。「その領域で、過去●年間に▲症例以上」という実績も求められますが、それ以上に大変なのが、指定された学会講演、研修セミナーへの参加です。

ラジオ体操のように、こまめに参加してポイントを集めなければいけないのです。学会が行われる場所は、北海道から九州まで毎年いろいろ。しかも、最近では、1回の遠征では必要なポイントがたまらなくなっているので、1つの専門医を維持するには、毎年複数回遠征をしなければいけません。

専門医を維持するためのポイント集めは、昔に比べて、ずっと大変になっています。なぜ複数回の学会に参加させるのかと言ったら、学会を維持するための集金という意味合いもあるのではないか。

「専門医を維持するには、これとこれとこれに参加してくださいね」と言われて、参加するたびに参加費を支払わなければいけないのです。いわば、上納金のようなものです。

私も、消化器病専門医、消化器内視鏡専門医、内科認定医、在宅医療専門医、禁煙専門医と5つの専門医を持っていますが、これからは専門医資格を捨てていく世代だと思います。若い医者にとっては、専門医を取ることが一つの目標になりますが、今となっては持っていても持っていなくても何も変わらない。

専門医資格を取ったばかりの医者もいれば、ポイント集めが面倒でベテランになってから専門医資格を手離していく医者もいる。だから、「専門医かどうか」は、あくまでも一つの目安として考えてください。

専門医と総合医、どっちが上？

職業を聞かれて「医者です」と答えると、たいてい「ご専門は何ですか？」と聞かれます。

昔は、「消化器です」「消化器のなかでも胃です」などと答えていました。そうすると、「そうですか、何かあったら胃カメラ、よろしくお願いします」と会話が続いたものです。

今は、「町医者なので、なんでも診ます」と答えるようにしています。そうすると、相手は、「はぁ、そうですか」と言ったきり、言葉がつまります……。

なんでも診る医者よりも、専門特化した医者のほうが上、と考えているからでしょう。つまり、総合医と専門医だったら、専門医のほうが上というのが一般常識。だから最近の若い医者の間でも、専門医志向がより強まっています。

でも、**専門医と総合医、どちらになるのが難しいかと言ったら、完全に総合医です。**

ゴルフで言えば、パターだけがうまい、ドライバーだけがうまい、バンカーショットだけがうまい、というのが専門医。でも、ゴルフは総合的なスコアを競うスポーツです。スコアを伸ばすには、パターもドライバーもバンカーショットも、すべてがそれなりにうまくなければいけません。一流のプレーヤーは、全員、基本的に何でも屋です。

総合医も、パターだけ、ドライバーだけ、バンカーショットだけではなく、すべてができなければいけません。私は、いくつかの専門医資格を取ってはじめて総合医になれると思っています。専門医資格を持っていなくても、専門医相当の実力をつけなければ総合医にはなれない。専門性を獲得しながら総合性を高めるのが、総合医です。専門医になるには、その領域だけを掘り下げればいいのだから、簡単です。それよりも、総合性を高めるほうが、よっぽど難しいでしょう。

大半の医者は、最終的には総合医になっていきます。大病院の偉い先生も、定年退職して老人ホームの嘱託医になり、総合診療に目覚めたりするもの。そうすると、「今まではバンカーショットしか練習していなかった!」と気づくのです。

総合医こそが、すべての医者の究極のゴールだと思うのは、私だけでしょうか。

医学博士なら安心？

専門医のほか、「医学博士」という肩書きもよく見かけるでしょう。私も、医学博士です。

医学の博士というと、一般の人からすれば、なんだか賢そうな、偉そうな、良さそうな肩書きに見えるかもしれませんが、実際は、ある一定期間、医者の仕事をやらずに、研究をして論文を書きましたという証に過ぎません。それも、ある狭い分野の専門的な論文を書いたという歴史を表しているだけで、それ以上でもそれ以下でもありません。

昔は、「医学博士くらい取らなければ」という風潮が、なんとなくありました。だから、私も医学博士の称号を取得しました。

しかし、最近の若い医者は、医学博士にあまり魅力を感じていません。それよりも何よりも、専門医です。

でも、専門医の資格を取ろうと、医学博士の称号を取ろうと、給料が増えるわけでもなければ、就職に有利になるわけでもないので、結局のところ自己満足のようなものです。そもそも専門医が治療をしようと、医学博士が治療をしようと、専門医でも医学博士でもない医者が治療をしようと、得られる診療報酬は同額です。

たとえば、胃カメラ。患者さんにとっては、受けたくない検査のひとつでしょう。どうせ受けるのなら、上手な医者つまり専門医にやってもらいたいと思いますよね。

私は消化器内視鏡の専門医を持っていますが、胃カメラをするのに、私のような専門医がやっても、専門医資格を持たない医者がやっても、検査の診療報酬は同じです。慣れて上手な専門医にやってもらったほうが高くなる、なんてことは一切ないのです。

だから、医者にとってみれば、実際のところは、専門医資格は取っても取らなくても変わらないのが現状。

というわけで、医学博士も専門医も、「研究をしていた時期があるんだな」「多少詳しいんだな」という程度の意味でしかありません。

開業医は大学病院の医者より下？

何でも屋の総合医よりも、スペシャリストの専門医のほうが上、と思われているのと同じように、開業医よりも大病院の勤務医のほうが上という感覚も根強くあります。開業医は、大病院の勤務医よりも本当にレベルが低いのでしょうか？

大学病院も市民病院も経験して、町医者になった私の感覚では、レベルの差ではなく、役割の違いだと思います。開業医と勤務医では視点がまったく違う。

大病院にいた頃は、消化器内科のなかでも胃腸を専門としていたので、胃腸を診ていればよかった。心臓外科医は心臓だけ、糖尿病の専門医は糖尿病だけを診るのが大学病院です。

でも開業医であれば、全体を見渡さなければいけません。

さらに、開業医でも、外来診療だけではなく、在宅医療もするようになると、事業所を超えたチーム医療になります。自分のクリニックの看護師や栄養師、リハビリスタッフだけではなく、地域の歯科医や歯科衛生士、介護職、ケアマネジャーなど、20職種くらいが関わるのが在宅医療。医者である私が治すというより、チームのみんなが患者さんの生活を支えるのを支える、映画監督のような立場です。

だから、**レベルではなく、役割が違う。**

では、患者さんにとってどちらが役に立つ医者かというと、その患者さんがどんな状態なのか、人生のどんな段階にいるのかによって違うでしょう。

まだそこそこ若くて、心臓、腎臓、肺……といった特定の臓器だけに問題があるのであれば、その臓器の専門医に治してもらいます。でも高齢者になると、特定の臓器の特定の病気の治療ではなく、普段の体調を管理してもらうかかりつけ医には、やっぱり全体を診られる医者も必要。さらに、人生の最終章にさしかかってきたら、介護も含めて生活全体を診てくれる医者のほうが役に立ちます。

開業医のなかには私のように、あまり勉強していない開業医もいるだろうけども、それは大病院の勤務医だって同じ。医者もいろいろです。開業医だからレベルが高い低いということはなく、その時々で自分にとって役立つ医者を選んでください。時には両方が必要です。

行列ができる医者は名医?

病院の外来や診療所に行って、待合室に患者がひとり、二人しかいなかったら?「あれ、ここ、大丈夫かな」と不安になりませんか?

逆に、待合室が混み合っていたら、「長く待たされそうだな」と思う反面、「でも、繁盛しているということは、医者の腕がいいのかも」と、安心するかもしれません。

人間の一般的な心理として、外来が閑散としている医者よりも、混み合っている医者のほうが腕がいいのだろう、と思いがち。

実際はどうかと言うと……そうとは限りません。

というのは、混んでいるように見せるのは簡単です。たとえば診察をゆっくりとやれば、患者さんは少なくても待合室は渋滞します。診察時間が2倍になれば、待ち時間も2倍になります。そのため表面的には混んでいるように見える場合もあります。

また、実際に患者さんが多くて流行っているからといって、腕がいいとは限りません。腕ではなく、単に口がうまいだけで流行っているのかもしれません。
なかには、上手に宣伝して、特殊な健康食品を売りつける治療が評判を呼んでいるところも。

一方では、**腕のいい医者で、患者さんもすごく多いけれども、完全予約制にして、効率よく診療を進めているために、待合室がごった返すこともなく、一見すると、たいして繁盛しているようには見えないところもあります。**

だから、見かけ上の「混んでいる、混んでいない」と、「医者の腕が良い、悪い」は、必ずしも相関関係にはならないと思います。

よく話を聞いてくれるのは名医？

日本の医療は3時間待ちの3分診療だ、とよく言われます。3時間も待たされたのに、診察には3分しかかけてくれないなんて、と。そんななかで、ゆっくりと話を聞いてくれる医者がいたら、「なんていい医者なんだ！」と、患者さんは思うでしょう。よく話を聞いてくれる医者というのは、評判はいいものです。

しかし、ただ話を聞くだけで、能力の低い医者もいます。

勤務医のなかには、一人ひとりの患者さんにやたらと時間をかけて、時間つぶしをしているような医者もいる。たとえば、1つの診療科に3つの診察室があったとして、待合室にはたくさん患者さんが並んでいるのに、A先生の診察室だけ回転が遅い。たくさん患者さんを診たくないから、わざと遅くしているのです。

患者さんは、「よく話を聞いてくれるいい医者だ」と言うかもしれませんが、同僚にとっては、困った医者でしかありません。それでもちゃんと患者さんのニーズを満たして、解決に導いているならまだしも、ただただ話を聞いているような医者もいました。

そういう医者はたいてい内科医に多いのですが、なかには、自分の失敗を、長く話を聞くことでごまかしている外科医もいました。そんな外科医のことを、スタッフたちは心療内科ならぬ、「心療外科医」と呼んでいました（笑）。

患者の話をまったく聞かない医者は、もちろんダメ。でも、患者さんの要求というのは、はっきり言って尽きません。それに延々と付き合っていたら、いくら時間があってても足りないでしょう。限られた時間で、上手に話を聞き、上手に患者さんの要求に応えられる医者が、いい医者です。

昔、勤務していた病院でも、1人の患者さんに1時間くらいかけて話を聞いている医者がいました。でも、ただ話を聞いているだけで、結局のところ、問題を解決する能力については劣っていました。

だから、よく話を聞いてくれる医者が、いい医者とは限りません。**話をよく聞くことは必要条件ではあるけれど、十分条件ではないのです。**

リアルな評判を聞けるのはココです

テレビによく出る医者が腕もいいとは限らないし、名医図鑑に載っているからといって名医とは限らない、外来が混んでいるからといって腕がいいとは限らない——。

そうすると、患者さんはどうやって、いい医者を探し出せばいいのでしょうか？

それは、やっぱり口コミだと思います。旅先で美味しいレストランを探すのに、ガイドブックに載っているお店より、地元の人が「あの店がいい」と勧めてくれたところのほうが当たりが多いのと同じで、近所の人の口コミというのは、やっぱり正確です。

医者は、どこの病院でも同じような時間帯に仕事をしているので、他の病院の他の医者の仕事ぶりを見ることはできません。近所の病院の医者はどんなタイプなのか、どんな診察をしているのか、どうやって知っているのかと言ったら、ひとつには、患者さんから口コミで教えてもらっています。

特におばちゃんたちの口コミは、さすが。「あの病院の●●先生は、こうでこうでこうやで」と、恐ろしいぐらいにリアルに話してくれます。

タクシーの運転手さんに聞くのもいいかもしれません。 密室だからか、地元の人もつい本音を話してしまうようで、情報もリアルで的確。地元で乗るときには、たまに身分を隠して、「長尾クリニックって、評判どうなのかねー」なんて聞いてみます。案外、自分でも気づいていなかったことを教えてもらえるので、貴重な情報源です。情報料だと思って、700円くらい払ってワンメーター分乗って、さりげなく聞いてみるのもいいでしょう。

食堂や八百屋さん、ヘアサロンとか、地元の人たちが集まるお店には、情報も集まっています。 商店街を歩いているおばちゃんたちでもいいので、「あそこの病院に行きたいんだけど、どうかな?」と聞けば、いろいろな意見を得られます。

直接聞いた生の情報がいちばん真実を語っているものです。後悔のない医者選びをしようと思ったら、そういう生の口コミを3つくらい聞いてから行くといいでしょう。

では、インターネット上の口コミはどうでしょうか?

ネット情報は、玉石混淆《ぎょくせきこんこう》で何とも言えません。ネット上ですごく評判がいいとしても、その病院に関係のある人の書き込みかもしれません。逆にちょっと悪い評判が立っているにしても一部の困った人が書いているだけかもしれません。インターネット上の情報は、その真意を見極めることは難しいものです。

ただ、病院や医院が公式に出しているメッセージを見て、どんな医者なのか、どんな心意気を持って医療をしているのかを知る手段としては、参考になると思います。

病院のホームページには必ず病院の理念とか、院長のメッセージとかが載っています。それが、「地域医療に邁進します」とか「患者さんの満足ために」といった、どこかから借りてきたような当たり障りのない言葉ばかりであれば、あまり期待できないかもしれません。きれいな言葉を並べているだけで、本音ではないからです。逆に、「こういう医療をやりたいんだ」と、その医者が自分の言葉で具体的に語っていれば、志が高い医者でしょう。自分の言葉、オリジナルかどうかが、大事なポイントです。言葉には、必ずその人の個性が表れるもの。個性がちっとも感じられないホームページであれば、特に思い入れもなくただ漫然と医療をしている医者かもしれません。

院長が書いた文章から、そういう医者の本音を嗅《か》ぎ取る勘を身につけましょう。

3章

この「常識」はトク？　損？

ジェネリックは、政府が推してるから安心？

ジェネリック医薬品が増えています。数量ベースでは、ジェネリックの割合が、もう6割近くに達しているそうです。

ジェネリックとは、ご存知の通り、新薬（先発医薬品）の特許が切れた後に、同じ主成分、同じ効能を謳《うた》って販売される薬のこと。後発医薬品とも呼ばれます。

テレビでは黒柳徹子さんが、「これまでの薬のいいところを受け継ぎながら、新しい技術で……」と、ジェネリックをさかんに勧めています。また、病院や薬局で新薬を処方されると、後日、自治体から、「ジェネリックに変えたら、こんなに安くなりますよ！」と、わざわざ葉書が届きます。まさに国を挙げて、ジェネリックに誘導しようと必死です。

患者さんも、「同じ効き目で、安いんだから、ジェネリックがいいに違いない」「ジェネリックに変えなければ」と、思い込んでいる人が増えています。

でも、常識的に考えて、全く同じ効果で値段は半額なんて、そんなうまい話が成り立つのでしょうか？　「安い投資で2倍儲かりますよ」なんて儲け話があったら、まずは疑ってかかるでしょう。

ジェネリック誘導の仕組み

薬を処方するとき、医者は処方せんに、薬の「一般名」か「商品名」のいずれかを書きます。一般名とはその薬の主成分の名前のことで、商品名とは、販売しているメーカーがつけている固有の名前のこと。

医者が一般名で処方せんを書いた場合、その処方せんを受け取った薬局は、新薬で調剤するか、ジェネリックを調剤するかを聞きます。ただし、原則としては、ジェネリックを勧めることになっています。

一方、医者が商品名で処方せんを書いた場合は、「(ジェネリックへの)変更不可」という欄に「✓」があるかどうかで変わります。

たとえば、胃潰瘍《いかいよう》や逆流性食道炎の患者さんに、商品名「タケプロン(一般名：ランソプラゾール)」という先発薬を処方したとしましょう。「タケプロン」と処方せんに書いていても、「変更不可」の欄に「✓」を入れていなかったら、「ジェネリックに変更してもいいですよ」ということになります。だから、タケプロンを処方したつもりが、次に患者さんが来院した時にお薬手帳を見せてもらうと、ジェネリックを飲んでいたりします。

薬局はというと、後発品を調剤する割合が高いほうが、収入が多くなるようになっています。薬局のカウンターで薬剤師が、「ジェネリックって知っていますか?」「ジェネリックにはこんないいことがあるんですよ」と、妙にジェネリックを勧めるのはそうした理由です。

「安かろう、悪かろう」がいくらでもある

私は、ジェネリックと先発品との違いは、〝回転寿司のマグロ〟と〝寿司屋のマグロ〟みたいなものだと、よく説明しています。マグロであることは同じだけれど、「本当に同じものか?」と言われれば、全く同じとは言えない。似て非なるものという表現が一番ぴったり合います。

ジェネリックは、新薬と主成分は同じであっても、それを包んでいる成分が多少違

います。だから、効き目、効き方も厳密に言えば違う可能性がある。経口薬であれば飲みごこちが、皮膚に塗る薬であれば塗りごこちが、どこか違います。

さらに、ジェネリックと先発薬で、適応疾患が違うものもあります。同じ成分、同じ効能であれば、適応疾患も同じになるはずなのに、そうではない場合がある。

なかには、ジェネリックのほうが断然お得という場合もあります。たとえば、ヘルペスの薬は、先発薬だとすごく高くて、ジェネリックにすると半額くらいに安くなりますが、効果はほとんど変わりません。だから、ジェネリックを使うほうが賢い選択といえます。

ところが、ヘルペスの薬のように**「安かろう、良かろう」**ではなく**「安かろう、悪かろう」**のジェネリックもあります。そんな3流のジェネリックにあたった患者さんは本当に不幸です。

前述のタケプロンにしても、ジェネリックに変更してしまった患者さんから、「胸焼けが治まらない」「全然効かないじゃないか！」と文句を言われることがあります。「あなたがジェネリックに変えたからや」と、面と向かっては言えませんが、実際の理由はそうなのです。

ジェネリックの審査は甘い!?

ジェネリックは、私が医者になった頃は、「ゾロ」とか「パッチもん」と呼ばれていました。いつしかジェネリックという呼び名に変わって、世間のイメージはすっかり良くなりましたが、医者の間では、ジェネリックと新薬は似て非なるものであることは常識です。そしてジェネリックには、1流から3流まであって、新薬よりもよく効くものも一部にはある一方で、そこそこしか効かないもの、ぜんぜん効かないものもある。どうしてそんなことになるのかと言うと、ジェネリックの承認審査が不十分だからではないか。しかも、新薬に比べて、市販後の調査も甘い。

アメリカでは、ジェネリック局というものがあって、「安かろう、悪かろう」のジェネリックを取り締るために厳しい審査が行われています。日本も、ジェネリックを普及したいと思うなら、もっとジェネリックの質を上げるべきでしょう。質が充分担保されていないのに、ただ安上がりだという理由で国民に強要するのはどうかと思います。そもそも、医療費を削減したいなら、強引にジェネリックを増やすよりも、無駄に処方されて、弊害さえある多剤投与を取り締るべきでしょう。

コレステロールは高いほうが長生きする？

先日、ＬＤＬコレステロール値が２５０もあって、動脈硬化も少し進んでいた患者さんに「コレステロールの薬を……」と言ったら、「コレステロールが高くても薬は不要だと、先日読んだ本に書いてありました」と、滔々《とうとう》と自説を語られてしまいました。しまいには、「コレステロールは高いほうが長生きするそうじゃないですか。薬を飲んだら早死にする」と、怒って診察室を出ていかれた。

でも、そもそも治療は必要ないと思っているのなら、どうして、わざわざお金を払って診察を受けに来たのか……。

最近、本や雑誌で紹介されている極論に翻弄《ほんろう》されている患者さんは多いです。

コレステロールにしても、血圧にしても、基準値を超えているからと言って、必ずしも治療が必要なわけではありません。でも、あきらかに高すぎるのはやっぱりよくない。

ＬＤＬコレステロールであれば、２００を超えている場合、何か理由があるはずです。だから、まず「なぜ、高くなっているのか」という理由から考えるべき。

甲状腺ホルモンが足りないのかもしれませんし、食事やライフスタイルが良くないのかもしれません。そして、頸動脈エコーで動脈硬化の進行具合を見て、かなり進行しているようだったら、何らかの対策を考えるべきでしょう。

対策とは何かと言ったら、第１に食事、第２に運動、それでもダメだったら薬です。

結局、コレステロールが良い・悪いという問題ではなく、コレステロールが高いと、動脈硬化を確実に引き起こすから医学的に問題なのです。

コレステロール値は、治療が必要かどうかを見極める指標の一つに過ぎません。コレステロールが基準より少し高いからといって、杓子定規にすぐに薬を使うわけではありません。でも、高くなっている理由は何かあるし、それを考えるのが大切。しかしそれを「コレステロールが良くないというのは、嘘。コレステロール値は高いほうがいい」などと極論を言う有名な医者がいるから、患者さんが混乱してしまうのでしょう。

炭水化物はOK？　NO？

炭水化物を控えれば長生きする、糖質制限で若返る――。

空前の糖質制限ブームです。炭水化物抜きダイエット、糖質制限健康法など、とにかく炭水化物が悪者にされています。

炭水化物は本当に悪者なのでしょうか？

糖質を控えれば本当に健康になるのでしょうか？

糖質制限をめぐって医学界でも論争になっていますが、私の答えは、「YES」でもなければ「NO」でもありません。

肥満体型の人が体重を減らすため、あるいは糖尿病の人が改善するために、一定期間、実践するのであれば良いことだと思います。炭水化物を減らせば、てきめんに体重は減って、いろいろな検査数値が良くなることは確かです。

そういう意味で、私も、肥満が原因で健康を害しているような患者さんには、「3カ月だけ炭水化物を控えてみたら？」と勧めることがよくあります。

でも、それは、万人に勧められることではありませんし、勧めるときにも、あくまでも「一時的に」です。

炭水化物抜きダイエット、糖質制限健康法とは、結局何かというと、無意識にしみついたライフスタイルの「癖」を、一回、意識的に改めてみましょうよ、ということでしょう。

人は、自分では普通に生活しているつもりでも、生きている間にいろいろな癖がついてしまいます。たとえば、立っているときにいつも右足に重心をかけてしまうとか、寝るときにはいつも右を下にしてしまうとか。それではバランスが悪くなるから、まっすぐに立つようにしましょうね、たまには左を下にして寝ましょうね……というのと同じで、「つい炭水化物ばっかり食べてしまうから、一時期だけ、それをやめてみましょう」というのが、糖質制限療法の本質だと思います。

肉ばかり食べている人はたまには魚も食べましょう、酒ばっかり飲んでいる人はしばらくお酒を断ちましょう、家にこもってばかりいる人はたまには外出しましょう、というのと同じこと。

つまり、代謝系の同じ回路ばかりを使っていると、いろんな弊害も出てくるのです。

人間は、外部から取り入れた食べ物を体内でいったん分解した形で吸収し、再びいろいろな栄養素に変換していますが、炭水化物ばかり摂っていたら、炭水化物を処理する回路ばかりが活性化してしまいます。そして炭水化物依存症、ブドウ糖依存症のようになってしまう。その結果、メタボになったり、糖尿病になったり、悪い影響が出るので、チャンスがあれば、一時期だけ違う回路もちゃんと使ってみたらどうですか……と、それだけの話だと思っています。

万人に効く健康法は存在しない

炭水化物ダイエットや糖質制限健康法を勧める人のなかには、「炭水化物が人類を滅ぼす」なんて言う人もいますが、そんなことはありません。現に、これまでだって人類は、炭水化物を摂って生きているのだから、あり得ない話で、言葉のあやでしょう。

健康ブームのなかで、いろいろな極論本が登場していますが、万人にいい健康法というのは多くはないと思います。

強いて言えば、300年前からのベストセラー、貝原益軒の養生訓くらい。そのほかのいろいろな健康法は、その人の今の状態に合っていれば効果が出るし、合っていなければ効果は出ない。むしろ悪影響を及ぼすかもしれません。

たとえば、「1日1時間歩くことは健康にいい」というのは、多くの人に当てはまるとても優れた健康法です。でも、そんなごくごく普通のことでも、すっかり足腰が弱っている人が無理に歩いたら、かえって体を弱めてしまうことがあるので、別の工夫が必要です。

炭水化物抜きダイエット、糖質制限健康法も、無条件に「良い」とは言えませんし、ずっと続けるものでもないと思いますが、「今、体重を減らしたい」「今すぐに血糖値を下げたい」という人が一時的に取り組む分には充分意味があると考えます。

よくわからなくなったら「中庸《ちゅうよう》」という言葉を思い出して下さい。

「がんは放置したほうがいい」は本当？

がんには、「本物のがん」と「がんもどき」の2種類しかなくて、本物のがんなら、最初から転移しているから治療をしても意味がない。一方、がんもどきはもともと転移しないものだから、どちらにしてもがんは放置が一番――。

これは、『医者に殺されない47の心得』や『がん放置療法のすすめ』などで有名な近藤誠医師が独自に提唱する「がん放置療法」です。

『医者に殺されない～』がミリオンセラーになって、いろいろなメディアで紹介されたり、本人もテレビ番組に出たりしたことで、町医者の私も「がんは放置したほうがいいって、本当ですか？」と、診察室で聞かれることが増えました。これは、私だけではなく、多くの現場の医者が経験していることです。

ただでさえ短い診察時間のなかで、「がんは放置したほうが得だなんて、そんな単純な話ではないんですよ」と、そこから話さなければいけないので大変です。

「病院で検査を受けたら、胃がんが見つかったんです。どうすればいいでしょうか?」

「そうでしたか。病院の主治医の先生はどのようにおっしゃっているんですか?」

そんな話をしながら治療法についてさんざんお話しをした後で、カバンの中から本を取り出して、「ところで、この本には『がんは放置をしたほうが得だ』と書かれているんですけれど……」なんて言われると、がっくりきてしまいます。

がんの治療というのは、一人ひとり違います。100人いたら、100通りの治療方針があるのです。そもそも「がん」と言っても、胃がんなのか、肺がんなのか、大腸がんなのか……といった臓器によっても違います。同じ胃がん、同じ肺がんでも、進行具合、悪性度によっても違います。

たとえば一般的によく、スキルス性胃がんは、たちが悪いと言われますよね。でも、スキルス性胃がんのなかでも、まだたちのいいスキルス性胃がんと、むっちゃたちの悪いスキルス性胃がんがある。そして、たちの悪かったものが急におとなしくなることもあれば、おとなしかったがんが急にたちが悪くなる場合もあります。

さらに、同じタイプで同じステージの胃がんでも、患者さんの年齢や体力によっても、治療法は変わります。もっと言えば、患者さんの価値観や死生観でも変わってきます。

だから、簡単には言えません。

「がんは放置」と単純化できれば、第三者はすっきりするでしょう。でも、当事者にはそんな簡単には言えない、**極論には落とし込めないのが、がんという病気**なのです。

極論にだまされやすい人

たとえば、平均寿命を超えてからがんが見つかった場合、手術も抗がん剤も放射線治療もしないということは珍しくありません。特に前立腺がんや甲状腺がんだったら、ゆっくりゆっくりと進行するので、治療をしないで経過をみることもあります。

だから、手術も抗がん剤も放射線治療もしないで放置してもいいがん、というものは確かにある。でも、一部のがん患者さんのみに当てはまる話です。

がん放置療法に限らず、巷《ちまた》にあるいろいろな極論は、「一部の人に当てはまる仮説」であると考えておけばいいでしょう。万人に当てはまらない仮説であれば、「そんなのウソやろ」と、誰も騙《だま》されたりしないでしょう。でも、一部の人には当てはまる仮説であるので、「これって、本当かも」と、多くの人が惑わされてしまうのかもしれません。

極論にだまされる人というのは、私の経験上、そこそこ高学歴の人が多い。高学歴の人ほど、情報を集める能力に長けているだけに、極論本に惑わされて、結果的に遠回りしてしまうことが多いように感じます。

一見これまでの常識を覆すかのように書かれた極論本を見かけたら、**「あくまでも、一部の人に当てはまるかもしれない仮説だ」**と思って読むのであれば、不必要に惑わされることなく、心が落ち着くんじゃないかと思います。

抗がん剤の〝やめどき〟は医者が決める？

がんは放置がいちばんという「がん放置療法」が、なぜ、こんなにも一般の人に受け入れられてしまったのか。

それは、**いきすぎたがん治療に苦しめられた患者さんが多くいるからでしょう。**苦しむ姿を見ていたご家族のなかに、医療に対する恨みが残り、現在のがん治療を激しく批判する近藤誠医師への賛同につながったのではないでしょうか。

過剰ながん治療というのは、確かにあります。その最たるものが、抗がん剤治療です。亡くなるその日まで抗がん剤治療を続けていた人、亡くなる瞬間まで抗がん剤治療を受けていた人、亡くなった後でも抗がん剤の点滴がポタポタとこぼれていた人もいました。

ある在宅患者さんは、朝、家族に抱えられながらタクシーで病院に行き、抗がん剤治療を受け、その日の夕方、息を引き取りました。どうして最後の最後まで抗がん剤治療を受けに病院に通っていたのか、家族に聞きました。

「先生が『やめましょう』とは言わなかったので」と。

病院の先生に、どうして「やめよう」と提案しなかったのか、聞いてみると、「患者さんがいらっしゃるので、打っただけです」と。

患者さんは、医者が「やめましょう」と言ってくれるものだと、思っています。だから、そう言われない限りは「続けるべきだ」と思いこんでしまう。ところが実際は、抗がん剤のやめどきを伝えてくれる医者は少ないのです。

最期まで闘うことが医者の責務なんじゃないか、抗がん剤をやめるとギブアップしたことになって患者さんに申し訳ない――と思う医者も結構いるようです。本当は、ギブアップすべきときにそう提案してくれる医者が、患者想いの良い医者なのですが、そういう医者は多くはないのかもしれません。

〝やめどき〟はひとつではない

抗がん剤を使う目的は、早期がんか、進行がんかで違います。

早期がんで手術後に行なう抗がん剤治療は、完治率を上げることが目的です。おそらく手術でがんはすべて取り切ったが、顕微鏡レベルでは、がん細胞が残っているかもしれないから、念のために抗がん剤を使って叩いておこう、というもの。

一方、進行がんでは、手術を行ったけれどがんが残っているから抗がん剤を使う、もしくは手術はもうできないから抗がん剤治療を行う、というもの。つまり、進行がんに対する抗がん剤治療は、完治のための治療ではなく、延命治療と言っていいでしょう。

延命治療は、やりすぎるとかえって苦痛を増すので、必ず〝やめどき〟があります。ただし、やめどきはひとつではありません。私は、『抗がん剤10の「やめどき」』という本で、次のように抗がん剤の10のやめどきを提案しました。

①迷った挙句、最初からやらない

②抗がん剤開始から2週間後
③体重が15%前後減少したとき
④セカンドラインを勧められたとき
⑤「腫瘍《しゅよう》マーカーは下がらないが、できるところまで抗がん剤をやろう」と主治医が言ったとき
⑥それでもがんが再発したとき
⑦うつ状態が疑われるとき
⑧1回治療を休んだら楽になったとき
⑨サードラインを勧められたとき
⑩死ぬときまで

そろそろ〝やめどき〟かなと感じたら、自分から主治医に言い出すべきです。そして本音で話し合いたいと伝えてください。もう少し治療を工夫する余地があるかもしれませんし、本当にやめどきかもしれません。

いくらいいがん治療でも、やめどきを間違うと、必ず後悔が残ります。

検査はたくさんしたほうがいい？

「できる検査は、全部してください！」

そう意気込んで診察室に入ってくる患者さんが、たまにいらっしゃいます。

できる検査はすべてしてくれと言われても、検査をすればするほど病気が見つかるというわけではないのに、なんだかなあと思ってしまいます。検査を100回すれば病気が治るなら、100回でも200回でも検査をします。でも、いくら関係のない検査をしたところで、何も出てきません。

検査で病気を見つけるのは、温泉を掘り当てるようなもの。温泉が出そうにないところをいくら掘り進めても無駄に終わるだけ。出そうなところを嗅ぎ分けて掘らなければ、すべての土地を掘らなければいけないことになります。

出そうなところを嗅ぎ分ける作業とは、検査で言えば、問診です。

たとえば、PET検査までやってもわからなかったことが、「タバコは吸いますか?」「吸います」「お酒は飲みますか?」「結構、飲みます」という単純なやり取りだけで、「じゃあ、食道がんじゃないかな」と、わかったりします。

検査は、やみくもにやっても意味がありません。問診で、「あのあたりの病気かな」と疑って、それを証明するために行うのが検査です。

たとえば、血液検査と一言でいっても、検査項目は何百とあります。当然、一度の血液検査ですべての項目を見られるわけではなく、医者が何を疑っているかによって、チェックする項目は変わります。だから、「●●病院で血液検査を受けましたが、『異常なし』と言われました」と、患者さんから言われても、どんな項目をチェックしたのかわからない限り、安心はできません。だから、どこの医療機関でどんな検査を受けたのか、ちゃんと患者さんも把握しておくべきです。

診断が確定しなければ治療に入れないので検査はとても大事ですが、関係ない検査をいくらしても、時間とお金を無駄に使うだけ。病気を見つけてもらうには、検査機器が揃っていること以上に、見立てのいい医者にかかることが、実は一番の早道です。

ＭＲＩやＣＴですべてがわかる？

「ＭＲＩが撮れますか？」

「ＣＴが撮れますか？」

そうたずねる患者さんがよくいます。

あるいは、ＭＲＩもＣＴも撮る必要がないのに、それで診察を終えようとすると、

「え、ＭＲＩ（ＣＴ）を撮らなくてもいいんですか？」

「で、ＣＴだけですか？　ＭＲＩは撮らないんですか？」

と、言われてしまうこともあります。

日本人は、機械ものが大好きです。ＣＴやＭＲＩのような最新の大型の機械で検査をしてもらうと、それだけでありがたく感じるようです。

その結果、ＣＴもＭＲＩも、人口当たりの台数は日本が断トツで多い。それだけ豊

かな国だということかもしれませんが、医者も患者もＭＲＩ信仰、ＣＴ信仰が強いように感じます。

ＣＴやＭＲＩといった画像診断は、体内の状態を画像化し、病気の形、形態をみるための検査です。でも、ＭＲＩ（ＣＴ）では何もないように見えても、実際は病気だったとか、逆に、ＭＲＩ（ＣＴ）では病気が疑われたけれど、実際は何でもなかったということもあります。

たとえば、認知症がその典型。ＣＴやＭＲＩで脳を診てもほとんど異常はないのに、すっかりボケているということはよくある話です。逆に、ＣＴやＭＲＩでみると、脳の委縮が進んでいるのに、ご本人は普通に仕事をして、いたって普通に生活をしているということもあります。

画像診断というのは、絶対的なものはなく、あくまでも参考所見。患者さんのなかには、ＭＲＩ（ＣＴ）を撮ればすべてがわかると思っている人もいますが、画像だけですべてがわかるということはありません。

PET検査なら小さながんも見つかる?

PET検査を受けたら、小さながんもわかる。一度で全身のがんが見つかる——。

これは、迷信です。PETがん検診を紹介するホームページなどを見ると、あたかも、PET検査さえ受ければ、1回で全身のがんが見つかるかのような印象を受けるかもしれません。しかも、PET検診の相場は、10万円前後。MRIやCTよりもずいぶん高い。でも高いからこそ、過信してしまうのでしょうか。

PETが出始めた頃のPETがん検診は数十万円でした。ところが、「〇十万円出してPET検診を受けています」と自慢していた社長さんが、翌年がんで亡くなりました。こういうことは、よくあります。

なぜなら、PETでは映らないがんがたくさんあるからです。

PETというのは、放射能のあるフッ素をつけたブドウ糖を検査薬として体内に注射して、ブドウ糖がたくさん集まったところを画像上で光らせるというもの。ブドウ糖は、糖の取りこみがさかんな細胞に集まるので、糖代謝がさかんながん細胞も光りますが、がん以外では炎症があっても、結核があっても光ります。つまり、がん以外にも、PETで光って映る病気はたくさんあるのです。一方で、がんでも、あまり代謝がさかんでなければ光りません。

だから、決して完全な検査ではないのです。たとえば、大きな進行胃がんでも、PETでは映らないことはあり、胃カメラを撮ってはじめて見つかったということも。同じようなことは、食道がんや大腸がんでもあります。

そもそも、PET検査は、がんの進行度や転移の有無、治療後の再発の有無を見極める、治療の効果判定のための道具のひとつ。

一度もがん検診を受けたことがない、ものぐさな人がいたとして、「お願いだから、がん検診を受けてよ」と、一生に1回だけ家族が無理矢理放り込むなら、1度の検査で済むからいいかもしれません。でも、全身を撮るPET検査は、放射線の被ばく量は少なくありません。毎年PET検診を受け続けたら、がんを早期発見するどころか、かえって、がんをつくるかもしれません。だから、単独のがん検診としては、あまりお勧めしていません。

会社の健康診断で「異常なし」ならＯＫ？

がんが見つかった患者さんから、「毎年、会社の健診を受けていたのに……」「会社の健診では『異常なし』だったのに……」と言われることがあります。

ショックを受けておられる患者さんに、言葉のかけようがないのですが、ただ、会社の健康診断の結果を過信してはいけません。健診で何も問題がなくても、すべてが大丈夫というわけではないからです。

会社で受ける健診は、労働安全衛生法で、雇用主に1年に1回実施することが義務づけられている法定健診です。40歳以上はこれらの項目、40歳未満はこれらの項目……と、年齢によって中身が決まっているのですが、血糖値や血圧、コレステロールなど、主には、生活習慣病を見つけるための検査です。

国民の2人に1人が一生のうちに1度はなると言われている「がん」に関しては、法定健診項目はまったくカバーしていません。

だから、会社の法定健診では「異常なし」だったのに、気づいたら大腸がんの末期でした、すい臓がんの末期でした、乳がんの末期でした……という人がごまんといるのです。


会社が受けさせる健診は、法律が定めた最低限チェックしておくべき項目です。

もちろん、法定健診で異常を指摘されたら、放置せずに、医者にかかってほしい。

私も産業医や労働安全コンサルタントとして、「血糖値が500もありますよ。病院へ行ってくださいね」、「血圧が200もあるのに、高いところに上ったら危ないですよ」などと、指導しています。

そういう指導はちゃんと受け入れて、毎年の健診も、自分の健康管理のために活用してほしいのですが、それだけでは安心できません。会社で受ける健診に、がん検診は含まれていないということは、ぜひ覚えておいてください。

いろいろある人間ドック、どう選べばいい？

会社で受ける法定健診が必要最低限のチェック項目だとしたら、高価な人間ドックは信用できるのでしょうか？

人間ドックの値段はいろいろで、数万円のものから、10万円、30万円もするもの、なかには、50万円を超えるものまであります。値段が高いということは、検査項目も多いということなので、その分、病気が潜んでいる場合に引っかかる確率は高くなるでしょう。だから、お金を出す価値はそれなりにあると思います。

ただし、なかには高いだけで質の悪い人間ドックもあります。だから、信頼できる施設かどうかを見極めることも必要です。日本人間ドック学会や健診学会などが認定する施設から選ぶというのも、一つの方法でしょう。

また、同じような金額の人間ドックでも、よく中身を見てみると、検査項目が微妙に違っています。たとえば、胃の検査として、胃の内視鏡検査（胃カメラ）を行うところもあれば、バリウム検査を行うところもある。

人間ドック施設にとって、どちらが儲かるかと言ったら、バリウム検査です。なぜなら、胃カメラは、医者しかできない上に、一人ひとりに時間がかかります。医者に5万円くらいの給料を払って、午前中に診られるのはせいぜい10人程度でしょう。

一方、バリウム検査は、午前中だけで50人くらい受けられる上、放射線技師に任せることができます。2万円くらいの給料を払って、50人診られるので、施設としては、少ない投資で多くの収入を上げられる。効率的なので、バリウム検査ですませているところは多々ありますが、検査の精度を考えると、胃カメラのほうがずっと上です。

人間ドックは、普通の診察とは違って、言ってみれば流れ作業の大量生産であることが多い。医者の手作業による検査はほとんどありません。また、同じような金額なら、どこで受けても検査項目は大きくは変わりませんが、よくよく見ると「バリウムか、胃カメラか」といった違いはあります。せっかく高価なお金を出して人間ドックを受けるなら、なるべく医者の手作業が入っているものを選んでほしいと思います。

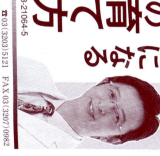

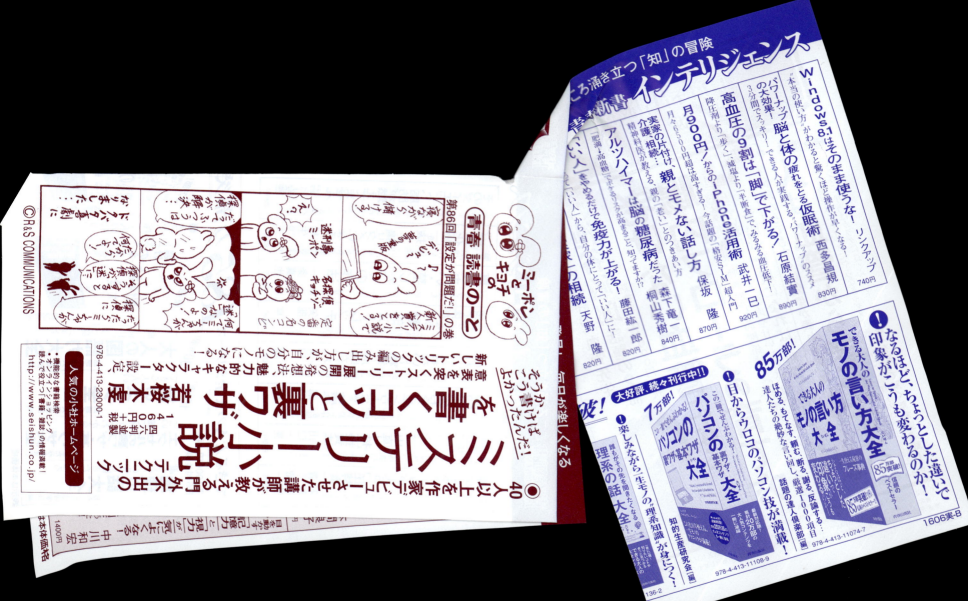

4章

診察室で、こういう人は好かれる？　嫌われる？

「データをたくさん持ってくる患者」は好かれる？

同じ医者にかかっていても、その人自身の振る舞いで得している患者さんもいれば、大損している患者さんもいます。これは、日頃、診察をしながら実感すること。

医者には「応召義務」があるので、相手がどんな人でも、自分の診察室に来た患者さんを拒否することはできません。つまり、患者さんからすれば追い返される心配はありません。

でも、せっかく医者にかかるのなら、より親身になって診てもらいたいでしょう。ところが、診察室に入ってきた瞬間に、こちらがげんなりしてしまうような残念な患者さんがいます。

医者が嫌がるナンバーワンは、大量の資料を抱えて診察室に入ってくる患者さんです。お気持ちは大変よくわかるのです。ですが、日本の医療システムでは、午前中に

30人の患者さんを診察するくらいでないと、病院の経営は成り立たないのです（決して金儲けの言い訳をしているのではありません）。そういう状況にある医者にとって、注文が多すぎる患者さんは、正直いって「困ったな…」と思ってしまうのです。

まるで古文書のような、20年、30年分の色褪せた健診データや検査データを束ねたマイカルテと、個人的な日記帳を大量に抱えて入ってきて、しかも、一から説明しようとする患者さんがいます。20年、30年前のことから聞いていたら、説明を聞き終わるころにはとっくに1時間が過ぎてしまうでしょう。

その患者さんは、「資料が多いほど、判断材料が増えるので、医者は助かるだろう」と思っています。良かれと思ってやっているのでしょうが、まったくの逆効果。必要な情報を整理して医者に見せてくれるのが、いい患者さんです。

治療を始めてから気になることが出てきて、「そういえば、毎年健診受けてるって言ってましたよね？　今度、持ってきてください」と、過去の資料を持ってきてもらうことはよくあります。必要な資料は、その時に持ってきて頂ければいい。

本音を言えば、資料を抱えている患者さんを見た瞬間、医者は、「ああ、やっかいな患者さんが来ちゃったな」と思います。そして、どうやって相手を怒らせずに早目にお引き取り願うか、頭を働かせています。

それだけの資料を抱えて診察室を訪れるということは、患者さんはすがるような思いでいらっしゃったのかもしれません。でも、多すぎると損をすることがあることを患者さんにはぜひ知っておいてほしいのです。

まず知りたいのは、「今日の目的」

患者さんの物語に耳を傾けることは、医療の原点です。最近では、「ナラティブ・ベイスト・メディスン（物語に寄り添った医療）」という言葉がよく使われます。

ただ、現実を考えると、診察時間は限られています。一人の患者さんの持ち時間は、長くても10分か20分でしょう。初めて来た患者さんは、話を聞くのに時間がかかるので、場合によっては30分ほど時間をかけることもありますが、いずれにしても時間は限られています。そのなかで患者さんの物語を1からすべて聞かされるとなると、正直、うんざりします。

「最初はA病院に行ったんです。そしたらそこの先生にこう言われて、それでB病院に行ったら、今度はこう言われて、次にC病院に行ったらこう言われたんです。で、そこでの治療の副作用に対してD病院に行ったら、こんな風に言われたのでE病院に行きました……」

患者さん本人は必死で説明をするものの、医者が知りたい情報とはズレています。患者さんは自分の物語を1から10まで必死に語りたがりますが、医者がまず知りたいのは「今日は何のために来たのか？」です。セカンドオピニオンを聞きに来たのか、医者を変えたくて来たのか、原因が知りたいのか、痛みを取りたいのか――。いくつかの可能性があるので、まずは患者さんの目的を端的に教えてほしいのです。

患者さんの物語を延々と1時間ほど聞かされて、「それで今日は何のために来たんですか？」と聞いたら、「いえ、先生の顔を一度拝見したくて来ました」と言われて、椅子から転げ落ちそうになったことがありました。「え、何？　それだけなの？」と。

患者さんはいろいろ話したいことがあるのかもしれません。でも、医者は、全部は聞いていられません。

「自分は、何のためにここの来たのか？」

どんなときでも、医者が知りたいのは、これに尽きます。

医者が欲しいのは「たった2つ」

両手いっぱいの資料はいらない。医者がほしいのは、たった2つだけです。

ひとつは、お薬手帳。これは絶対に持って来てほしい。

もう一つは、患者さんの「物語」をA4の紙1枚にまとめたもの。これを問診票と一緒に、受付に渡してほしいのです。書いてほしいのは、次の3つです。

①これまでの病気や治療の経過
②今、困っている症状
③診察を受ける目的

①の経過は、あくまでも要約を。長々と書く必要はなくて、要点だけ書いてもらえれば十分です。すでに別の病院で診察を受けた人は、そこでなんと言われてどんな治療を受けたのか、具体的に書いてほしい。

②の困っている症状は、患者さん自身が今困っていること、気になっていることをそのまま書いてほしい。

③の目的は、すでに説明した通りで、「何のために診察を受けるのか？」「医者に何を期待しているのか？」がわからなければ、診察・治療を始められません。

Ａ４にまとめるときには、手書きでもパソコンを使ってもどちらでも構いません。でも、できれば、手書きのほうがさらにありがたい。手書きの文字から、その患者さんの精神状態や体の状態、性格がうかがえるからです。

たとえば、パーキンソン病などの神経難病でしびれやふるえがある人は、それが文字にも表れます。うつ病の人は、文字が小さくなります。不自然なほど、ピシッと整った楷書で書かれていたら、「この人は神経質だな」とわかります。字は人を表すと言いますが、本当にその通りで、字は病気をも表します。筆跡鑑定ではありませんが、医師にとっては、貴重な情報なので、そんなに、きれいに書こうと思わず、普段通りというか、ありのままに書いてもらえればありがたい。

このＡ４にまとめた紙とお薬手帳の２つさえあれば、患者さんが診察室に入ってくる前に、「あ、こういう患者さんが来るんだ。じゃぁ、ここを聞いて、こう進めればいいな」とピンときます。

わざわざＡ４にまとめて持参しなくても、待合室で問診票を書かされるじゃないか、と思うかもしれません。確かに問診票にも自由記載欄はあります。でも、待合室で書くよりも家で書いたほうが落ち着いて書けるでしょうし、問診票の自由記載欄は結構小さいので書ききれないこともあるでしょう。だから、Ａ４程度にまとめて持参してもらえると、とても助かります。

紙に書いて来なくても、診察室で口頭で説明すればいいじゃないか、とも思うかもしれません。でも、医者が聞きたいことがすでに1枚の紙にまとまっていたら、診察室では次のステップに進めるので、患者さんも得です。

何も情報がないところから始めたら、病気の経過、困っている症状、今日の目的という3つのポイントを聞き取るだけで診察時間の大半が終わってしまいます。表面的なことで診察時間が終わってしまうのです。

そこをスキップして次に進めれば、同じ10分でも、内容の濃い10分になります。医者にとってもとてもありがたいし、患者さんにとっても絶対に得だと思います。

「片頭痛です」と「こめかみがジンジン痛い」、どっちがトク？

症状は、なるべく具体的に、そして感じるままに教えてほしい。たとえば、痛みやめまいといった症状は、患者さんの感じ方がすべてだから、伝えてくれなければ医者はわかりません。

もし痛みがあるのなら、「どこが」「いつから」「どんな時に」「どのように」痛いのか、具体的に教えてほしいのです。

「どこが」は、お腹だったらお腹のどのへんなのか、肩だったら肩のどのへんなのか、なるべく詳しく知りたい。紙に書くときには、言葉で説明しづらければ、簡単な絵を添えてくれると、よりわかりやすくなります。

「いつから」「どんな時に」は、数日前から続いているのか、今日からなのか、また、動いているときに痛いのか、じっとしているときなのか、寝ているときなのかなど、いつから痛みがあり、どんなときに特に痛むのかを教えてほしい。そして、その痛みは数秒でおさまるのか、それとも数分、1時間、あるいは1日中持続するのかも大事な情報です。

「どのように」は、チクチク痛むのか、ジンジン痛むのか、ドーンと痛いのか、など。その強さも、患者さんが感じるままに教えてほしい。

同じ「痛い」でも、痛みの強さによって、対応も変わります。「死ぬほど痛い」「手がちぎれるほど痛い」「痛くて夜も眠れない」などと言われたら、「それは辛いですね。痛み止めを出しましょう」ということになります。でも、「そんなに気にならないけれど、たまにピリピリすることがある」だったら、薬はいらないかもしれません。

めまいも同じで、「ふわふわする」とか、「雲の上を歩いている感じ」とか、「天井が回って、目を開けていられない」とか、感じたままに、自分の言葉で表現してほしい。

たまに、「狭心症様発作があるんです」とか「心窩部痛があります」とか、わざわざ医学用語を使って表現しようとする人がいますが、これは逆効果です。医師が診断をつけやすいように配慮して下さっているのはとてもよくわかるんです。でも、患者さんの生の声、情報ではない上に、素人判断ゆえの誤りがあるかもしれないのです。何かの事件の目撃情報でも、「サラリーマンでした」と言われるより、「身長170センチくらいで、くたびれたグレーのスーツを着てました。携帯で『お世話になります』なんて話してましたから……」と言われるほうが、より正確に伝わりますよね。正しい診断をするには、患者さんの生の言葉がとても大事です。

カルテには患者の訴えがそのまま書かれている

意外かもしれませんが、医者は、患者さんから聞いた生の言葉を、そのままカルテに書き込んでいます。

カルテは、

「S：subjective（主観的情報）」
「O：objective（客観的情報）」
「A：assessment（評価）」
「P：plan（今後の方針）」

という4つの種類に分けて、情報を整理するようになっています。このうち、「主観的情報」にあたるのが、患者さんの訴えです。

たとえば、患者さんから「胸がチクチク痛むんです」と言われれば、カルテにも、そのまま「胸がチクチク痛む」と書き込みます。私の場合は、音声入力を使っているので、「今日はどうされましたか?」と患者さんに聞いて、「3日前から背中がズキズキ痛むんです」と言われれば、「3日前から背中がズキズキ痛む」とマイクに向かって復唱し、カルテに入力していきます。

主観的情報として必要なのは、あくまでも患者さんの言葉そのもの。「胸痛」「疼痛」などと、医学用語に変換して書くわけではありません。

「チクチク」とか「ズキズキ」といった形容詞、患者さんの生の言葉がとても大事です。ただの「痛み」では漠然としていてピンときませんが、「チクチク」「ズキズキ」といった形容詞を聞けば、医者は「あ、あの病気か、あるいはあの病気かな」とピンとくる。そこで、「冷や汗は出ますか?」「じっとしていれば治まりますか?」などと質問を重ねて、その答えもそのままカルテに書きながら、診断を絞り込んでいくのです。

だから、患者さんには、気取らず、自分の言葉でわかりやすく伝えてほしいのです。

いくつも症状を言うのは損？

「先生、頭が痛いんです」と言って診察室に入ってきた患者さん。よくよく話を聞くと、「お腹も痛い」「膝も痛い」「腰も痛い」「お尻も痛い」「たまに胸もチクチクするような」「とにかく、痛いところだらけなんです」と言われてしまった。

そう言われると、本当に困ってしまいます。「で、今日は何を診てほしいの？」と。

診察室で、5個も10個も気になる症状を言う患者さんがいらっしゃいます。もしかしたら原因はひとつで、すべての症状はつながっているという可能性もなくはない。でも、あれもこれも気になると言われると、どの症状について詳しく聞けばいいのかわかりません。

だから、優先順位を決めてほしいのです。気になる症状が複数ある場合は、いちばん困っている症状、特に診てもらいたい症状から順番に並べて、その上で、1回の診察では、できれば3つまでに絞ってほしい。

診察前に問診票を書いてもらうと、「ここが痛くて、ここはああで……」と、本当に10個くらい書く患者さんがいますが、医者は魔法使いではありません。エイッと魔法をかけて治すのではなく、刑事さんのように1つひとつ捜査をして真実を突き止めていくので、一度に捜査できるのはせいぜい3つくらいまでです。


患者さんのなかには、「治療の優先順位は素人が決めるより、先生に決めてほしい」「重大な病気が隠れているかもしれない」と思う人もいるでしょう。でも、医者からすれば、「患者さんが何でいちばん困っているのか」という核心部分を知りたいのです。それを聞き出すまでに、ずいぶん時間がかかることがあります。

問診だけで病気の8割がわかるのが正しい医療

なかには、診察の終わり間際、最後の最後になって、「実は……」と、いちばん困っている症状を打ち明ける患者さんもいます。

診察が終わったと思った頃に、「あ、あともう1つあるんです。最近、物忘れがひどくって」とか、男性だったら、「実は、最近、下のほうが元気がなくって」とか。「もしかして、そっちを診てほしかったの？」と聞くと、「はぁ、実はそうなんです」と。

テーマが変われば、また情報を整理し直さなければいけません。だから、「そっちを聞きたかったのなら、最初から言ってくれればいいのに」と、毎回思います。

もちろん、医者の問診力、聞く力も大事です。医者に最も求められる能力は、「聞く力」だと思っています。ところが、医学教育では、聞く力を高めるトレーニングはありません。だから、聞く力に長けた医者と、下手な医者がいる。残念ながら、後者のほうが多いかもしれません。

聞く力がない医者は、自動的に進めてしまいます。「お腹が痛い」と言われればすぐにエコー、「頭が痛い」と言われればすぐにCT……といった具合。スタート地点で患者さんがいちばん困っている問題を捉えられないまま、そんな風にどんどん進んでしまうと、すっかり的外れな方向にいってしまいます。

しかし、聞く力に長けた医者が問診をすれば、本来は、問診だけで7～8割の病気がわかるはずです。触診、脈診も加えれば、8〜9割わかるでしょう。

たとえば、狭心症なんて、患者さんから話を聞くだけで9割くらいの確率でわかるもの。狭心症は何もないところには普通は起こらないので、高血圧があるか、糖尿病があるかといった情報も必要です。

ところが、検査機器が揃っている大病院では、そういう話を聞き出すことを省略して、医者も患者さんもいきなり検査をしがち。本来は、心電図の所見よりも、問診のほうがずっと大事です。

「頭が痛い」という患者さんにしても、よくよく話を聞くと、夫婦仲が悪かったり、仕事が忙しくて月に140時間も残業をしていたりといったケースにぶち当たることもあります。そうしたライフスタイルに痛みの原因があることは多いのです。そんなことは、いくらレントゲンを撮ってもCTを撮ってもわかりません。

患者さんの生の言葉というのは重い。そして、病気の診断や治療に必要な情報は、患者さん側が一方的に持っています。医者側には情報はありません。だから、その情報を上手に医者に伝えてほしいのです。

写真や動画を持ってくるのは嫌われる？

患者さん側が一方的に情報を持っている。でも、そのことに気づいていない患者さん、自分が持っている情報の価値をあまり重視していない患者さんは多いものです。

たとえば、「今朝、血便が出ました」と、患者さんが言います。そして、「何か深刻な病気でしょうか？」と質問される。

でも、それだけでは判断はつきません。情報が足りないからです。

血はドバドバと出たのか、便の表面についていたのか、あるいは、便をした後にポタポタと落ちたのか……。

いろいろなパターンがあって、どのパターンなのかによって考えられる原因も行う検査も変わります。だから、より具体的な、よりリアルな状況を知りたいのです。

場合によっては、携帯のカメラでパシャッと写真を撮って来ていただいて、診察室で見せてもらうこともあります。ときには動画を撮ってきてもらうこともあります。

今は、携帯電話で情報を簡単に記録することができます。仕事やプライベートでは、誰もがそういうツールを意識することもなく使っているはず。

医者にかかるときも、「この症状が気になる」という「この症状」を医者に伝えるときには、写真や動画を使って、より具体的な情報を伝えたほうが、納得のいく答えを得やすくなります。

ちなみに、たまに**「血便が出ました」と言って、本物の便を袋に入れて持ってくる人がいます。**冗談でも作り話でもなく、本当によくいるのです。

「持ってきたんです」と言って、カバンから取り出して診察机に乗せようとするので、「いいです、いいです」と慌てて断るのですが、リアルすぎてちょっと困る時があります。リアルな情報を伝えてくれるとありがたいとはいっても、写真や動画で十分に伝わります。

問診票にメモを添えるのはOK？

診察は時間との闘いです。

午後の診察前にゆっくり昼休みを取っていると思われがちですが、実際は、午前の診察が長引いたり、事務作業に追われたりで、昼ご飯を食べない（というか、食べられない）医者は多いもの。食べても、パンやおにぎりを2～3分で食べるとか、それが医者の昼食です。

外来では、午前中に30人くらい診るのは、普通のこと。9～12時の3時間で30人診るということは、1時間に10人。患者さん1人の持ち時間は6分です。と言っても、出入りの時間を考えると、どうしてもやっぱり3分診療になってしまいます。医者が儲けようとして3分診療になっているわけではなく、午前中に30人くらい診るペースでなければ、回らないのです。

診察で、医師に求められるのは、**「早い！　安い！　上手い！」**。だから、患者さんも協力してほしい。

これは、診察室でよく繰り広げられる会話です。

「お薬、あれもいれといて」
「あれって、何?」
「ほら、あれよ。あの、白い……」
「『白い』だけじゃわからないよ。お薬はたいてい白いから」
「えっと、丸くて白い……」

さっぱりわかりません。電子カルテで過去のカルテをバーッとスクロールして、ようやく判明します。そうやって無駄に時間が経ってしまいます。

一方で、こんな患者さんもいます。

問診票を書いてもらうときに、「●●という薬は余っているので、いつもは28日分出してもらっているけれど、今日は14日分で」「●●の検査をしてください」などと書かれたメモを挟んでくれるのです。それはすごくありがたい。

確認にかかる時間を節約できる分、肝心な病気のことを説明したり、養生法を伝えたりといったことに時間を割くことができます。

医者に渡す用のメモも

医者に言いたいこと、聞きたいことを自分のためにメモしてくる患者さんは、よくいらっしゃいます。自分用のメモを書くのであれば、医者に渡す用のメモも用意してくれると、ありがたい。

メモは、間違い防止、漏れ防止にもなります。

なぜなら、診察も会計も終わって、薬をもらいに薬局に行ってから、「あ、あの塗り薬もほしいんだった」「便秘薬もらうの忘れてた」と、電話をかけてくる患者さんは結構多いのです。ひどいときには、「頭痛薬もでした」「睡眠薬もでした」と、他の患者さんの診察中に3回くらい電話がかかってきます。メモを用意してくれれば、こういう無駄を省くことができます。

医者にとっては、診察は時間との闘いです。一方、多くの患者さんも長く待ちます。

お互いが時間を有効に使う工夫をすれば、お互いが助かります。

変なたとえですが、女性のいる飲み屋さんに行って、「1時間1万円」と言われたら、がんばって密度濃く飲むけれど、「何時間いても1万円」と言われたら、だらだら飲みます。長くいたほうが得だと考える人もいるでしょう。

それと同じで、「長くいたほうが得」とばかり居すわる患者さんもいます。

弁護士さんへの相談は30分で5千円〜1万円くらいかかります。マッサージを受けるのも1時間で4〜6千円くらい取られます。

では、医者に相談する時間は？

やっぱりタイム・イズ・マネーなんだと、患者さんが少し意識して下さるだけで、ぐっと密度の濃い診察ができるようになることを、わかって頂きたいと思うのは、私のわがままでしょうか……。


なに？　それより「3時間待ち」をなんとかしろ？

ごもっとも。医者側も待ち時間活用を真剣に考えないといけませんね。

親が認知症になったらぜひしてほしいこと

「今日はどうされました？」
「それがよくわからないから来たのよ」

医者にかかりに来たものの、何で来たのか自分でもさっぱりわからないという患者さんがいらっしゃいます。こっちもさっぱりわからないのですが、ひとつだけわかるのは、認知症の可能性が高いということ。

そういう患者さんには、「認知症かもしれませんね」とは決して言わず、「次回は家族の人と来てくださいね」とだけやんわりと伝えます。

認知症の人の診察は、家族の付き添いが原則です。そうでなければ、充分なコミュニケーションが成立しません。

あるいは、その場ではコミュニケーションが成り立ったとしても、家に帰ったらすっかり忘れてしまいます。診察というのは積み重ねですから、家族に記憶として蓄積してもらわないと意味がありません。あるいは、認知症の診察では、「そろそろ介護保険の準備をしたほうがいいですよ」とか、家族との話し合いがとても重要です。

ただし、**「家族の人と来てください」**と言われたことも忘れて、また一人で来てしまうことも。だから、私のクリニックでは、問診票に家族の電話番号を書く欄を設けて、「この人、認知症かな」と思ったら、その場で家族に直接連絡を取るようにしています。

ところが、困ってしまうのは、家族の連絡先がわからない場合。認知症のおじいちゃん、おばあちゃんに聞いても「わからない」と言われると、本当に困ってしまいます。

だから、自分の親が心配な年代にかかってきたら、どんな病院にかかっているのか、ときどき聞いてみてほしいのです。聞いてもわからなかったら、お薬手帳を見てください。そして、かかっている医療機関がわかったら、「●●の息子です。うちの母がかかっていると思いますが、もし何かあったら私に連絡ください」などと、電話でも葉書でもファックスいいので、一度連絡をくれると非常に助かります。

「昼は混んでるから夜に行く」はかしこい？

患者さんのなかには、夜間急病診療所にばかり行く人がいます。

そういう人に理由を聞くと、

「昼間は病院も診療所も混んでいるから、夜、急病診療所に行ったほうが空いていていい」

と言われます。

私のクリニックがある尼崎には、30年くらい前から医師会が運営している夜間急病診療所があります。名前の通り、夜間の急病患者さんのための診療所です。

ところが、「血圧が高い」と言って薬をもらいにきたり、ただの風邪でわざわざ夜間急病診療所にかかっている患者さんも結構おられる。あるいは、「子どもが風邪をひいた」と言っては、毎回、夜間急病診療所に連れてくるお母さんも。

どうしようもないとき、どうしても待てないときに利用するのはいいけれど、そうでない限りは、夜間・休日に医者にかかるのは損です。

まず、平日の昼間に比べて割高になります。コンビニだったら、いつ行っても商品の値段は同じです。それと同じ感覚で利用しているのかもしれませんが、医療の場合は、夜間・休日料金が加算されます。

たとえば、深夜（と言っても、午後10時~午前6時）の診察は、**「深夜加算」**として、初診料に4800円が上乗せされます。休日だったら、**「休日加算」**として2500円上乗せになります。それだけで、診察代は倍くらいになるでしょう。

しかも、夜は、医者も眠いし、スタッフも昼間ほど揃っていないので、検査も十分にできません。薬だって、夜間は薬局が空いていないから、診療所に在庫があるものしか使えません。

割高な上に、いろいろな制約があるなかでの医療になるわけだから、どう考えても損。平日の昼間に行けるのであれば、そのほうがずっと得でしょう。

「診療時間の終わりまぎわ」はトク？

「最後の患者に気をつけろ」

これは、医者の間で語り継がれる格言です……なんて、私が勝手に言っているのですが。でも、多くの医者は「確かに」と共感するでしょう。

診療時間の終わり間際に限って、大重病人が現れます。

「3日目から何も食べられないんです」と言って立っているのもやっとな患者さん、血糖値が1000㎎／dℓもあるような患者さん、腸に穴が開いている患者さん。「暗くならないと外に出られない」という精神科の患者さんも、終了間際に集まりがちです。

急病だったら仕方ありません。でも、「3日前から〜」と言われると、「なんでもっと早く来ないの？」「なんで朝一番に来なかったの？」と、思ってしまいます。

患者さんとしては、早い時間に行ったら混んでいて長く待たされると思うのかもしれません。あるいは、最後に行ったほうが他の患者さんが待っていないからゆっくり話を聞いてもらえると考えるのかもしれません。

ハッキリ言って、逆です。

医者は、診察だけしているのではありません。診療時間が終われば、日中に山ほどたまった書類の整理が待っているし、往診があったり、医師会の会合があったりもします。職員も早く帰さなければいけません。だから医者は「早く外来を終わらせなければ」と、最後のほうは内心少し焦っています。他の職員も、早く帰りたくてそわそわしているでしょう。

それに、入院が必要な場合で、他の病院に紹介しようにも、昼間だったらどこの病院でも紹介できますが、遅い時間になると医者が帰ってしまうので選択肢はぐっと狭まります。薬局だって、閉まってしまいます。

終わり間際の駆け込み受診に、得なことはひとつもありません。駆け込み乗車は、一つ早い電車に乗れるから乗ったほうが得だけれど、**駆け込み受診は大損です。**

選べるなら、朝一番の受診がいちばん。医者だって人間ですから、一日の最後になると疲れがどんどん溜まってきます。その点、一日の始まりは元気だし、頭も冴えています。どうせ同じ金額で診てもらうなら、早い時間にかかったほうが絶対に得です。

救急車で行けば優先してもらえる？

救急車で運ばれた。救急車に乗せられた——。

救急車が勝手に来て勝手に運ぶはずはないのに、なぜだか、みなさん、「運ばれた」「乗せられた」と受け身で話します。この間も、「一晩で2回、救急車で運ばれまして」と自慢げに話す人がいました。

救急車は、本当の急病の人のためにあるのに、安易に、それこそタクシー代わりに使う人が多い。軽いめまいの発作なのに、「こんなことは初めて！」と救急車を呼んでしまったり、めまいはおさまったのに「念のために」と言って呼んだり。酒を飲みすぎて気持ちが悪いと言っては、毎晩のように救急車を呼ぶ人さえいます。

なかには、救急車で運ばれたら最高の病院に連れて行ってくれて、最高の医者に診てもらえるんじゃないかと期待して、大したことないのに救急車を呼ぶ人までいます。

ここでハッキリと伝えておくと、救急車で来たから優遇される、ということはありません。いくら救急車で来ようと、大したことがなければ「入院する必要はありません」と言われて帰されるだけです。

私は、救急車は回数制限を設けたらいいのに、と思っています。何回でも無料だから、安易に使う人が出てくるのです。たとえば、「ある一定期間内の、3回目からは1回○万円かかります」としたら、本当に救急のとき以外は呼ばなくなるでしょう。少なくとも、「タクシーを使ったら高くつくから」なんて考えで、救急車を呼ぶ人はいなくなるはずです。

「救急24時」は都会の限られた地域の話

また、救急車と言えば、〝たらい回し〟がたびたび報道されます。

特に多いのが、深夜に重症の患者さんの搬送先が見つからなかったというケース。朝から症状があったのに、どうして深夜まで放っておいたんだろうと不思議に思うこともたびたびあります。

昼間に比べて、深夜は、医療が手薄になってしまいます。

テレビでやっている「救急医療24時」みたいな番組を見ると、「夜中でも安心だ」と思うかもしれません。でも、それは都会のごく一部の話です。地方では、夜中まで万全の体制が整っているわけではありません。

救急車も救命救急センターも、交通事故とか、そこそこ若い人の心筋梗塞とか、くも膜下出血で意識不明とか、そういう本当の急病の人のためにあるもの。

昼間から続いている症状を、夜まで放っておいてわざわざ夜中に救急車を呼ぶのは、ただでさえ崩壊しかけている救急医療をさらに疲弊させる行為です。そして何より、市民にとっても損だと思います。


〝たらい回し〟という表現は間違いです。

そもそも受け入れたくても患者が多すぎて受け入れられない、つまり「受け入れ不能」が正しい表現であることも知っておいてください。

5章

診察の後……トクする人、損する人

聞いたことのない病名は、治療もむずかしい？

健康診断で、肝機能のなかの「ビリルビン」という値だけが基準より少し高くて、「要精密検査」になる人が結構います。そして精密検査を受けると、たいてい「体質性黄《おう》疸《だん》」と言われます。

体質性黄疸とは、肝臓でビリルビンを処理する酵素が生まれつき少ないため、ビリルビンが体の外に出ていきにくい体質であること。この体質性黄疸の人の95％以上は、「ジルベール症候群」という診断がつきます。

ジルベール症候群なんて難しい名前をつけられると、「大変な病気が見つかった」と思うでしょう。でも、実際は軽い黄疸ができやすいというだけで、治療をする必要は全くありません。ですから病名はつくけれども、病気ではない。

実は私も、体質性黄疸を持つ一人。総ビリルビン値は「０・２〜１・２」あたりが基準とされていますが、高いときには2くらいあります。でも治療の必要はありません。ジルベール症候群なんて大げさな名前はついていますが、日本人に多い体質です。

「膠原病《こうげんびょう》」も、病名に惑わされやすい一つ。

「膠原病＝難病＝不治の病」とすぐに考えてしまう人が多いのですが、膠原病のほとんどは「関節リウマチ」。関節リウマチは、よくある病気で、重症の患者さんは専門医の治療が必要ですが、軽症であれば私のような医者でも普通に診ています。

膠原病というのは、免疫の異常で起きる皮膚や筋肉の病気の総称のこと。難病に指定されている病気もある一方で、軽いものもたくさんあります。症状が軽いため、病気の存在に気づいていない人もたくさんいるほどです。

病名の難しさ（？）と、治療の難しさは決して関係ありません。

小難しい病名を告げられたからと言って、深刻にとらえ過ぎないようにして頂ければと思っています。

臓器不全症こそ専門医の出番です

心臓がうまく機能しなくなったら、心不全に。
腎臓がうまく機能しなくなったら、腎不全に。
肝臓がうまく機能しなくなったら、肝不全に。
……と、生命に直接影響する特定の臓器がうまく機能しなくなる病態を総称して、「臓器不全症」と言います。

こうした**臓器不全症では、病院の専門医、病院の入院機能を上手に使うことが大事**です。

たとえば、慢性心不全を例に考えましょう。

慢性心不全は、ポンプ機能が低下して、全身に十分な酸素を送れなくなり、息切れや呼吸困難、むくみ、倦怠感などのいろいろな症状が表れる病気です。慢性心不全が悪化して、全身状態が悪くなっても、入院して強心剤を投与してもらうことで、1〜2週間でかなり回復します。

大病院や大病院の専門医というのは、特定の臓器が調子が悪くなったときに、その臓器を修理する技術には長けています。だから、臓器不全症の場合、外来で加療しても症状が悪化したら病院に入院し、専門医に治してもらい、長居せずになるべく早く退院することが、長生きの秘訣。

ところが、病院嫌いで、ずいぶん悪化した心不全や腎不全、肝硬変を抱えながら、がまんされている人がたまにいらっしゃいます。それはとてももったいない。

専門医にかかるタイミングがわからなければ、まずかかりつけ医に相談してください。病院医療の使い方をアドバイスしてくれるのも、かかりつけ医の大切な役割です。

がん検診は受けたほうがいい？

がん全体の5年生存率は、およそ6割です。

がんと診断されても、6割の人は5年後にも生きているということ。

しかし臓器別に見るとかなり差があって、前立腺がんや甲状腺がん、乳がんでは9割前後の5年生存率がありますが、すい臓がんは7％ほど、食道がんは3割ほどです。ただし、どんながんでも、早く見つかるほど5年生存率が高くなる、つまり治癒率が上がるということは間違いありません。

自覚症状がないうちに、がんを早期発見したという場合、人間ドックやがん検診で見つかっていることが多いです。だから、がんが心配な人、特に働き盛りの人は、やっぱり毎年がん検診を受けたほうがいいでしょう。

子宮がん検診を受けたら「クラス3」という、がんかどうかの境界線だと言われたとか、前立腺がん検診を受けたら腫瘍マーカーのPSA値が7前後でグレーゾーンだったとか、どっちつかずな結果が出ることがあります。がんとは言い切れないけれど、がんではないとも言い切れないから、不安な気持ちが付きまとう。

そういう無用な不安に苛《さいな》まれるから、がん検診は受けたくない、と言う人も多くいます。あるいは、早期発見できても怖いがん治療が待っているから嫌だとか、がんになっても健康保険があるから、そのとき考えればいい、とか。

がん検診に伴う過剰診断や過剰治療の問題は否定できないので、難しいところではありますが、現役世代であれば、早期に見つかったほうが得であることは間違いありません。自覚症状がないうちに見つけようと思ったら、検診でたまたま発見するしかありません。

だから、**50代、60代のいわゆるがん年齢の人は、やっぱり毎年がん検診を受けたほうがメリットが大きい**と思います。

「がんは自覚症状が出てからでは遅い」は本当？

早期がんのほうが治癒率が高い。また、自覚症状がないうちに見つかったがんのほうが、治りやすい。では、自覚症状のあるがんは、手遅れなのでしょうか？たとえば、胃がんであれば、「食欲がなくなって、なんだかみぞおちのあたりが痛い」からと病院に行って、早期胃がんが見つかった人はいくらでもいます。大腸がんだったら、激しいお腹の痛みを感じて病院に行ったら大腸がんで、腸が詰まって腸閉塞を起こしていたものの、それでも完治する人だってたくさんいます。自覚症状が出ていたら進行がんである可能性は高い。一方、自覚症状が出てからでも完治するがんは、いくらでもあります。

いちばん残念に思うのは、自覚症状があるのにずっと放置してしまう患者さんがいること。

この間、外来診療の終わり間際、女性の患者さんがいらっしゃいました。問診票の症状の欄に「乳がん」と書いてあったので、「どこかの病院で診断を受けたのですか?」と聞いたら、「いいえ、どこへも行っていません」と。「じゃぁ、なぜ乳がんとわかるんですか?」と聞くと、「わかるんです」とおっしゃって、患部を見せてくれました。確かに、医者じゃなくても見ただけでわかるほど、大きな大きな乳がんが見えました。

3年ほど前から気づいていて、見た目にもわかる上に血も出て痛みもあるのに、怖くて病院に行けなかったそうです。もっと早い段階で病院に行っていれば、なんとかなっていたかもしれないのに、その患者さんの場合は、乳がんが大きくなっているだけではなく、詳しく調べるとすでに全身に転移していました。

「怖いから」という理由で自覚症状があっても病院に行かない患者さんは結構多いのですが、「がんかもしれない、死ぬかもしれない」と思いながら過ごすよりも、病院に行って診断だけでもつけてもらったほうが、ずっとすっきりすると思います。

がんだとハッキリわかったら、そこから、治療をするかしないか、するならどんな治療をするかを考えればいいのです。しないにしても、もやもやしたまま過ごすより、がんだとハッキリさせたうえで、「場合によっては、積極的な治療はしない」と腹を決めて生きたほうが、気持ちよく生きられるのではないでしょうか。

免疫治療はお金のムダ？

残念ながら治癒が難しいがんとわかったとき、事実をそのまま受け止めることは難しいものです。だからこそ、藁《わら》にもすがりたい心につけこもうとする人が現れます。

ある弁護士さんの親ががんになり、とある漢方医に相談に行ったら、「がんに効く漢方薬がある」と、1千万円もする漢方薬を勧められたそうです。

「その人は、すごくえらい中医学の先生で、その漢方薬はすごく稀少なものらしい。借金をして買ったほうがいいだろうか？」

そう相談されました。誰がどう考えても、とてもわかりやすい詐欺です。でも、他に選択肢のない患者さんや家族は、疑いながらも「もしかしたら」と期待してしまうのです。

ステージ4で、治すのは難しいと言われたがん患者さんには、高額な免疫療法に安易にすがってしまい後悔する人が、後を絶ちません。

1コース数百万円という高額なお金を請求して、すっかり体力がなくなった患者さんを通院させる。免疫が上がるどころか、通院するのに体力を消耗してくたくたになって帰ってこられます。そして、在宅訪問医である私のところに連絡が入り、「血液を宅急便で送るので、家で点滴をしてください」と頼まれたりします。

免疫療法を全否定するわけではありません。まだ余裕があるうちに、免疫療法を補助的に使うなら、治療効果を高めてくれるかもしれません。その可能性は否定しませんん。

でも、敗戦濃厚になってから、免疫細胞を取り出して培養して体に戻しても、もはや劇的な効果は難しいのではないでしょうか。少なくとも、私は30年間、がんの患者さんをたくさん診てきましたが、「免疫療法が効いた」と感じた人を一人も知りません。何百万円もかけて免疫療法を受けている人を見ると正直、心が痛みます。それに比べれば、数千円、数万円の健康食品なんてまだかわいいものです。

ただしPD-1という、免疫チェックポイント阻害薬という全く新しい免疫療法が登場して効果をあげていることは知っておいてください。

認知症はクスリで良くなる？

認知症の人は、たいてい家族に連れてこられて診察室にいらっしゃいます。そして、ご家族は、まずこう言いいます。

「認知症を治してください」

「認知症を治す薬を出してください」

認知症に関しては、まだまだ誤解が多いです。

「認知症を治してください」「認知症を治す薬をください」と言われるたびに、私は「認知症は治りません。でも、あなたがお困りになっている症状を良くすることはできますよ」

と、お答えしています。そして、具体的に何で困っているのかをうかがいます。

認知症の治療で大切なことは、困っている症状に上手に対応する具体的な方法が「コウノメソッド」として確立しつつあることです。

夜中に寝ない、大声を出す、万引きしてしまう、トイレの場所がわからない、ウロウロしてどこかに行ってしまう——。こういった困りごとに対して、医療ができることはあります。

抗認知症薬と呼ばれるものは今4種類出ていますが、認知症を治してくれる魔法の薬ではありません。

認知症の症状を良くする方法は薬だけではありません。薬より大事なのは、**良い環境、良いケア、良いかかわり**です。

認知症のなかでも、2割を占める「レビー小体型認知症」の場合は、抗認知症薬で良くなることもあります。一番多いアルツハイマー型認知症も同様です。しかし、良い環境、良いケア、良いかかわりがあれば、どんどん改善します。

ピック病にいたっては、抗認知症薬の適応はありません。むしろ、抗認知症薬を間違って処方されたために、急に怒ったり暴れたりという副作用が出てしまっているピック病の人がいます。そういう人は、**抗認知症薬をやめるだけで、とても穏やかになります。**

認知症治療の窓口は、認知症専門医ではなく身近な町医者

「認知症は特別な病気だから、認知症専門医に必ず診てもらわなければいけない」「認知症専門医のいる認知症疾患医療センターというのがあるらしいから、そこに連れていかなければいけない」

こう思っている人が多いでしょう。

認知症の人は今、全国に500万人近くいると言われていて、認知症予備軍も合わせると、800万人を超えます。一方、認知症専門医は800人強しかいません。専門医だけでは、すべてに対応できるわけがありません。

しかし少ない数の認知症専門医のところに、認知症の人たちがわざわざ遠くから家族に連れられて殺到しているのが現状です。

外来は混雑しているため、規定通りにすぐに抗認知症薬が出されて、その薬の副作用で興奮したり怒りっぽくなったら、今度は鎮静剤が出される……なんてことが普通に起こっています。さらに、鎮静剤の影響でふらついて、転んで骨折して入院したら、もっと認知症がひどくなったという悪循環も目にします。

そもそも認知症の人というのは、認知症だけを抱えているわけではありません。糖尿病や高血圧といった生活習慣病がベースにあります。

認知症の人を診るには、ベースにあるこれらの病気も一緒に診なければいけません。だから、総合医でなければ認知症は診れないのです。

ところが、認知症専門医というのは、もともとは神経内科医だったり、脳外科医だったり、精神科医だったりします。総合的に診ることが得意な医者ではありません。

さらに、認知症の人は、一人で通院することはできませんし、かといって知らない場所に連れて行かれるのも嫌がります。

だから、生活を診る医者が必要です。できれば医者に家に来てもらうのがいちばんです。つまり、**認知症の訪問診療**。するとどんな生活をしているのかもわかるので、良い環境、良いケア、良いかかわりを考える意味でも在宅医療が適しています。

認知症と診断されたら、良い環境、良いケア、良いかかわりを一緒に考えてくれ、場合によっては、訪問診療もしてくれる総合医をぜひ探してほしい。認知症医療の窓口は、遠くの認知症専門医ではなく、近くの町医者（＝総合医）であることも多いのです。

6章 人生の最期、どっちを選びますか？

「在宅医療なんて高くて…」は正しい？

俳優の愛川欽也さんが、肺がんで亡くなられました。報道によると、入院ではなく、**在宅医療を選ばれ、奥さまに見守られながら、ご自宅での平穏死**をされたようです。

愛川さんが亡くなられた直後、お昼のニュース番組で、在宅医療に関する特集が組まれていました。在宅医療という選択肢があることを伝えてくれたという意味ではとても嬉しいのですが、内容は誤解も多く含まれていました。

まず、在宅医療は高いのか？

「医者がわざわざ家に来てくれるんだから、高いんじゃないか」「愛川さんは芸能人だから、在宅医療を受けられたのだろう」なんて思っている人もいるようですが、在宅医療は決して高価な医療ではありません。

テレビで、解説役として登場した医者は、「国が支払う医療費は安くなるけれど、介護用ベッドを入れたり、環境を整えるのに結構費用がかかる」と、解説していました。その説明を聞いた人は、「結局、お金がかかるんだな」と思ってしまったでしょう。

しかし、そんなことはありません。

その先生は、病院の勤務医だったので、在宅医療についてよく知らないのでしょう。介護用ベッドにしても、手すりや車イスにしても、介護保険を使って、1割の自己負担でレンタルすることができます。

だから、医療費という観点からも、患者さんが支払う自己負担という観点からも、在宅医療は、入院医療に比べれば総じて安くなります。在宅医療は、家にいながら医療を受けられるぜいたくな医療ですが、決して高価な医療ではありません。

お金の問題ではなく、人生の最終章を誰とどこで生活するのかが大切な命題なので、それを伝えて欲しかったです。

「在宅は、痛いし、苦しむよ」は本当？

「家だと、苦しむよ」

在宅医療か、入院かで悩むがん患者さんに、病院の先生は必ずこう言います。病院だったら、ナースコールがあるので、痛かったり苦しくなったらナースコールで看護師さんを呼べばいい。でも、家では在宅医も訪問看護師もすぐには来てくれないよ、と。

これも、事実と違います。在宅医療では、ナースコールの代わりに、携帯電話の番号をお伝えしています。ただし、同じ建物内にいるわけではないので、到着するまでにはちょっと時間がかかります。

だから、痛みが出そうな患者さんには前もって、痛み止めを用意しておきます。もちろん、医療用麻薬も使えます。麻薬は、即効性の高いタイプや貼り薬タイプなど種類も増えて、使いやすくなっています。在宅医療中の患者さんにとっても、心強い味方です。

痛くなったらいつでも使えるように、患者さんによっては、**麻薬をベッドの横に常に置いておくのですが、「いつでも使える」という安心感から痛みが和らぐとおっしゃる患者さんもいます。**

私のクリニックでは末期がんの患者さんの9割はご自宅で看取っています。みなさん、苦しむことなく、穏やかな最期を迎えています。まさに「平穏死」です。

実は、家で亡くなった人と、病院で亡くなった人では体重が10キロ違うと言われます。家では自然に枯れるように亡くなっていく一方、病院ではたくさんの点滴でむくんだまま亡くなるからです。咳やタンで苦しむこともありません。

愛川さんのように肺がんの場合、病院では酸素吸入が必要になることが多いのですが、病院から在宅に移ると、酸素がいらなくなることも多いです。

在宅医療のほうが、過剰な医療を行わない分、自然に楽に、そして長生きできる。だから、家のほうが、苦しむどころか、穏やかな最期を迎えやすいのです。

おひとりさまの「在宅」は無理？

おひとりさまが増えています。意図してかどうかはさておき、一生独身を選ぶ人も増えていますし、熟年離婚を経ておひとりさまになる人もいます。

おひとりさまを自分で選ばなくても、おひとりさまになってしまう人も多い。結婚していても、どちらかが亡くなれば、残された方はおひとりさまになります。女性のほうが平均寿命が長いから、男性よりもおひとりさまになる確率が高くなります。

おひとりさまやおひとりさま予備軍の人からよく聞かれるのが、「今はいいけれど、病気になったり、介護が必要になったら、家で一人で暮らすのは無理ですよね？」。

そのたびに、

「おひとりさまこそ、ずっと家にいられますよ」

と答えています。

病院のスタッフも、患者さんがおひとりさまだと、退院できる状態になっても、「介護する人がいないから、もう家に帰すことはできない」と言って、転院・入所できる病院や施設を探そうとしてしまいます。

これはまったくの誤解です。介護してくれる家族が同居していなくても、今は介護保険があります。地域のボランティアや民間の介護サービスもあります。あるいは、ご近所さんに助けてもらいながら在宅療養されているおひとりさまもたくさんいます。

私が在宅で診ている患者さんのなかには、末期がんのおひとりさまもいますし、認知症のおひとりさまもいます。特に末期がんのおひとりさまは、在宅看取りが最もスムーズにいきやすいと感じます。理由は、末期がんは日常生活に支障が出る期間が短いことと、家族がいない分、本人の意思さえはっきりしていれば希望を叶えやすいのです。「病院に行くべき」「施設に入るべき」などと邪魔をする人がいないからです。

問題になるとすれば、在宅介護に入るヘルパーやケアマネジャーが「自分が訪問したときに亡くなっていたらどうしよう」と怖がることくらいでしょう。

でも、在宅チームで事前に話しあっておけば問題ありません。ご近所さんから「火事を起こしたらどうするんですか?」などと言われることはたまにありますが、火を使わない工夫をします。**おひとりさまでも「最期まで自宅で」は十分に叶えられます。**

高級老人ホームに入れれば幸せ？

大都市には、入居金数千万円という豪華な有料老人ホームがあります。豪華なシャンデリアと大きなプールがあって、食事は有名なホテルで働いていたシェフが作っているそうです。

そんな噂を聞くと、「お金があると、幸せな老後が約束される」と思う人もいるでしょう。

でも、介護が必要な状態になったらプールがあっても泳げません。シャンデリアの下にも自力では行けません。有名シェフが作る食事だって、元気なうちはいいけれど、あまり食べられなくなるかもしれません。

幸せな老後に、ある程度のお金はあったほうがいいと思います。でも、あればあるほど幸せというわけではありません。

たとえば、入居金300万円で入れる老人ホームと、3千万円で入れる老人ホームがあったとします。値段は10倍違いますが、正直なところ、中身は10倍もの差はないでしょう。唯一言えるのは、3千万円支払える人たちが集まっているという意味で、コミュニティとして満足する人はいると思います。

どんな老人ホームも集団生活

高級老人ホームに入っても、環境の変化が大きなストレスになって、入った途端に弱ってしまう人もいます。特に男性に多いのですが、ある大豪邸に住んでいた男性は、ひとり暮らしを心配した息子に勧められて数千万円払って高級老人ホームに入ったものの、たった2カ月後に亡くなってしまいました。

「なんだ、こんなに早く死ぬんだったら、家にいさせてあげればよかった」

息子さんはそう呟いていたけれど、おそらくそのまま家にいたら、そんなに早く亡くなることはなかったでしょう。

ちょっと元気なうちから老人ホームに入り、そこで友人ができたりして、施設での暮らしを満喫される方もたくさんいます。そんな風に老人ホームのぜいたくさを楽しめる人はいいのですが、どんな施設も集団生活です。合う・合わないはどうしてもあります。

どんなに豪華な施設よりも、古くても住み慣れた我が家のほうがいいと言う人は確実にいて、人生の最期をすごす場所は、人それぞれであっていいと思います。

幸せな老後はお金では買えない

本人は施設への入居は希望していなかったのに、子どもに説得されて（あるいは騙されて）、介護施設や老人ホームに入る人は多いものです。

それまで自宅で自由に暮らしていたのに突然小さな部屋に閉じ込められるので、入った当初は、「私はこんなところに入れられる筋合いはない！」「息子に騙された」「帰る！」と、なんとか逃げ出そうとします。

外側から鍵がかけられた個室のドアにバーンとぶつかったり、パスワードを入力しないと動かなくなっているエレベーターの脇で「みんなが待っているから家に帰らなきゃ」と嘆きながら、カバンを握りしめてじっと立っていたり……。施設に訪問診療に行くと、たびたびそんな光景に遭遇し、何とも言えない気持ちになります。
ちなみに、かかんに脱出を試みたり、抵抗を続けているのは、女性に多い。男性はというと、最初はワーッと騒ぐものの、すぐに弱りきってしまうのです。

エリザベス・キューブラー・ロスという精神科医は、がん患者さんが死を受け入れるには「否認→怒り→取引→抑うつ→受容」という5段階があると説明しました。一方、認知症で施設に入った男性の場合は、拒否、怒り、取引は飛ばして一気にうつまでいってしまう人もいます。

幸せな老後は、決してお金では買えません。お金があるかどうかよりも、本人が望む場で最期まで笑って暮らせるか、好きなものを好きな人と食べられるか、なんでもいいので生きがいがあるか。そうした願いを叶えてくれるいい看護師さん、いいケアマネジャーさん、いいヘルパーさんたちと巡り合えるかのほうが大事です。

リビングウィルは書いただけじゃダメ

自分が死んでからの財産分与の希望を書くのは、遺言状。一方、自分が生きている間の医療への注文を書くのが「リビングウィル」です。「いのちの遺言状」ともいわれています。もはや回復の見込みがなくなったときに、そして死が近くなったときにどんな医療を受けたいか、あるいは受けたくないかという意思を、あらかじめ書面に残しておくというものです。

リビングウィルの文章は自由です。**一般財団法人日本尊厳死協会では、次のようなリビングウィルを用意しています。たった2千円でリビングウィルを表明できます。**

①私の傷病が、現代の医学では不治の状態であり、既に死が迫っていると診断された場合には、ただ単に死期を引き延ばすためだけの延命措置はお断りいたします。

②ただしこの場合、私の苦痛を和らげるためには、麻薬などの適切な使用により十分な緩和医療を行ってください。
③私が回復不能な遷延性意識障害（持続的植物状態）に陥った時は生命維持措置を取りやめてください。

自分で自由に書きたい人は、この文章を参考にして、自分なりのリビングウィルをつくるのもいいでしょう。そして、書いたものは、家のわかりやすいところに置き、医療機関にかかるときにはコピーを持参すること。家族にも、リビングウィルを書いていることを事前に伝えておくべきです。そうしなければ、せっかくリビングウィルを書いていても、いざというときに出てこなくて、リビングウィルが活かされません。

本人の意思がわからない場合、原則、延命医療が行われます。「どうして延命治療をしてくれなかったんですか？」と、あとから家族に訴えられたくないからです。

でも、リビングウィルを書いておけば、９割以上の確率で不本意な延命医療を回避することができます。法的担保がないので１００％と言えないところが残念ですが、リビングウィルを理解してくれる医者を見つけておくことが大事です。

成年後見人は胃ろうを拒否してくれる？

「成年後見制度」という言葉、知っていますか？

2000年の介護保険と同時に誕生した制度です。

何らかの病気や障害で判断能力が衰えたときに、その人が不利益を受けることがないように、その人に代わって、法律上の手続きや財産管理などをサポートしてもらう制度です。

成年後見制度には2種類あって、元気なうちに将来に備えて後見人を決めておくのが「任意後見人」、すでに認知症などで判断能力が低下してしまったときに、申し立てを受けて裁判所が選定するのが「法定後見人」です。

認知症になって、寝たきりになった時に、胃ろうはしたくない、鼻からチューブで栄養を入れられるのも絶対に嫌だと思っていたとしましょう。それを後見人に託せば、自分が認知症になって治療の選択ができなくなったときに希望を叶えてくれるかというと、残念ながら、後見人には医療代理やリビングウィルの代理はできません。

後見人の仕事は、お金の管理。医療の後見などは、仕事の範囲外なのです。

たとえば、胃がんが見つかって、手術が必要になったときに、手術の同意書の家族の欄に後見人がサインをできるかと言うと、できません。

だから、終末期の医療を守るには、やっぱりリビングウィルの表明が大事。リビングウィルを書いて、それを託す代理人を決めておくこと。自分がリビングウィルを書いていることをすっかり忘れてしまったときのために、自分の代わりに意思を表明してくれる人を予め決めておくべきです。

詳しくは日本尊厳死協会のホームページを参照して下さい。

警察が入り事件となる淋しさを避ける方法はある？

東京都内の在宅死の割合は、今、12％程度です。年間100人の人が亡くなるとしたら、12人は自宅で亡くなっているということ。

ただし、その3分の2は「孤独死」であるという現実が最近明らかになりました。つまり、かかりつけ医が死亡診断書を書いて最期を看取るのではなく、3分の2の人には、警察の検死が入っているというのです。

私のクリニックがある兵庫県は、全国でも在宅看取り率が1～3位と高いのですが、それでも、半数近くは警察が入る検死であることもわかってきました。

「孤独死」というと、ひどく寂しいイメージがつきまといます。でも、よくよく考えると、誰しも、死ぬときは一人。家族がいようと、愛する伴侶がいようと、死ぬときは一人です。仲のいい夫婦があの世に一緒にいくのは、飛行機事故に遭うか、無理心中でもしない限りは叶いません。

一人で死ぬことをわざわざ「孤独死」と呼ぶのはどうなのか、という意見もあります。ひとり暮らしの人が家で一人で死ぬのは、ごく自然なことであって、かわいそうなことではないと私は思います。そもそもおひとりさま率が高まっているのだから、〝おひとりさま死〟も増えていくのは当たり前。結局、警察が入り事件となるかどうかでしょう。

おひとりさま死は決して悪いことではありません。ただ、かかりつけ医がいなかった場合、異状死として扱われて警察のお世話になったり、死後、何日も見つけてもらえず遺体が異臭を放ったり……という事態は、いくら死んだ後のことだとしても、誰だって避けたいでしょう。

だから、亡くなったらその日か翌日には誰かに見つけてもらえるように準備しておくこと。そのために必要なのは、たったの2つです。

1つは、ヘルパーさんやご近所さんに定期的に訪問してもらうこと。

もう1つは、死んだ後に死亡診断書を書いてくれる、かかりつけ医を見つけておくこと。

ちなみに、医者は死亡診断書は、一見さんの患者さんには書けません。たとえ2週間に1度でも、1カ月に1度でもいいので、定期的に症状が悪化する経過を見ていなければ死亡診断書は書けないからです。

だから、そろそろと思ったら、**在宅診療をしてくれるかかりつけ医を早目に探しておくべきでしょう。**

「安楽死したい」は叶えられる？

「先生、最期は安楽死でお願いします」

なんて、診察室で真顔で言う人がいます。

医者のなかにも、病気になって寝たきりになって、自宅に訪問診療すると、

「長尾君、僕に楽に死ねる注射を打っておくれ」

と、言う人も。


医者が薬を使って死期を早めるのは、安楽死です。安楽死は、日本では認められていません。いくら患者さんに懇願されたとしても、もしも医者が実行すれば、殺人罪に問われます。

安楽死を望む理由で多いのは、「痛みで苦しみたくないから」。確かに、痛いのは誰だって嫌でしょう。でも、だったら緩和ケア、緩和医療を充分に使えばいい。

緩和ケアや緩和医療というと、緩和ケアチームのいる病院や緩和ケア病棟、ホスピスでしか受けられないと思っている人は多いのですが（実は医療関係者でもそうですが）、決してそうではありません。私は、緩和ケアは、すべての医療のベースだと思っています。

すでに書いたように、在宅医療でも医療用麻薬を普通に使います。ただし、あまり使ったことがない在宅医もいるので、「もし痛みが強い場合は、医療用麻薬も使ってもらえますか？」と事前に確認しておくと安心です。

また、**「認知症になって、自分が自分でいられなくなるのは嫌だから、安楽死を選びたい」**と言う人もいます。でも、どんな病気になっても、たとえ認知症になっても、何もかもできなくなって、何もかもわからなくなるわけではありません。たとえ、記憶力や判断力、見当識（現在の年月、今いる場所などの基本的な状況を把握すること）が落ちても、周りのかかわり方次第で普通に暮らせます。

安楽死は日本では殺人罪です。しかしそもそも安楽死なんて考えなくても、日本では、自宅でも痛みのない穏やかな最期を迎えられるということを知って頂きたい。

7章

かしこい患者さんになる12か条

①「大病院信仰」を考え直すときが来る

大学病院にかかっていれば、大丈夫。
大病院の専門医にかかっていれば、大丈夫。

漠然とそう信じている患者さんが多いです。日本人は特に、大病院信仰が根強い。大病院の専門医のほうが医者としてのレベルが高いと信じているため、何かというと、わざわざ遠くの大病院に出かけます。どうせ医者にかかるなら、町医者ではなく、専門医にかかったほうが得だと思っているようです。

それでいて、

「総合病院なのに、総合的に診てくれない」
「大学病院でずっと糖尿病の治療を受けていたのに、すい臓がんを見逃された」

などと嘆いていたりします。

大学病院をはじめ、総合病院と呼ばれるような大病院は、専門医の集まりです。その領域では高度な医療を行っているけれど、専門医の仕事は全身を診ることではありません。言ってみれば、「パーツ職人」が集まっている場です。

全身を診るのが得意なのは、総合医である町医者です。

一般の人は、専門医のほうが、医療全般に長けていると思いがちですが、実際には、専門領域以外は知らないことが多い。心臓外科医だったら毎日心臓病ばかりを診て、糖尿病専門医は毎日糖尿病ばかりを診ているのですから、専門以外が不得意になるのは当たり前ではないでしょうか。

私は、専門医と町医者（総合医）は縦糸と横糸の関係だと思っています。パーツの治療に長けている大病院の専門医が縦糸で、患者さんを人として総合的に診る町医者が横糸。縦糸と横糸が揃ってはじめて、患者さんにとって良い医療が成り立ちます。

患者さんは、縦糸ばかりを追い求めすぎていないでしょうか？

②健康情報は、自分でお金を払って集めましょう

昔は、「お任せ医療」なんてよく言われました。患者さんは素人だから、医療はお医者さまに任せていれば問題ない、お医者さまがいいようにやってくれる、と。

しかし今は、医療は患者も選ぶ時代です。

医療でできることが増えた分、いろいろな選択肢があるので、患者さん自身が自分に合うものを選ばなければいけません。いろいろな選択肢があることを知っているかどうかで運命は大きく変わります。

医療は最初が肝心です。あとから後悔して泣いても遅い。

そして自分で選ぶには、情報が宝です。

いまはインターネットを検索するだけでいろいろな情報が得られる時代なので、情報は無料だと思っている人も多い。でも、本当に信用でき、そして後悔しない情報を

集めようと思ったら、やっぱり手間と多少のお金をかけるべきでしょう。

がんにしても、糖尿病などの生活習慣病にしても、心臓病にしても、認知症にしても、終末期医療にしても、それぞれに役に立つ本がたくさん出ています。ただし、よく売れている本が、いい本とは限りません。なかには、一部の人にしか当てはまらない極論本もあるので注意が必要です。

だから、本を読むときには、1冊ではなく、複数冊読むこと。同じ著者の本ばかり読まずに、違う著者の本を複数冊読んでほしい。そうすると、何が正しくて、何が間違っているのか、少しずつわかってくるはずです。

また、病院選びや医者選びでは、地域のリアルな生の声が何より役に立ちます。友人、知人に聞くのもいいけれど、もっと濃い情報を得ようと思ったら、情報が集まっているところに行くといいでしょう。タクシーに乗って運転手さんに評判を聞くとか、地域の人たちがよく利用している飲食店や美容院で聞いてみるとか、多少のお金と労力をかければ、その分有益な情報が得られます。

医療は、情報戦でもあります。納得のいく医療を受けたいと思ったら、まずは情報を集めることから始めましょう。かしこい患者を目指しましょう。

③クスリに頼りすぎていませんか?

病気の9割は、実は何もしなくても治ります。
大半の病気は、私たちがもともと持っている自然治癒力で治ります。

ところが、すぐに薬に頼って、どんどん薬が増えてしまっている患者さんは多い。医者のほうも、薬を出すことが仕事だと勘違いしています。特に内科医にありがちなのですが、たくさん病名をつけて、たくさん薬を出したら、たくさん仕事をしたような気になってしまうようです。

一方で、薬が新たな症状をつくっていることも多々あります。どんな薬にも副作用や飲み合わせがあるので、薬の種類が増えれば増えるほど、未知の副作用や相互作用が生じる可能性が高まります。

ふらつく、口が渇く、尿が出にくい、便秘がち、眠れない、ボーっとする、よだれが出る、味がわかりにくくなった——。

こうした症状を訴えて来院された患者さんによくよく話を聞くと、**飲んでいる薬の副作用が原因であることがとても多い。**飲んでいる薬を減らすだけで、症状が良くなることがよくあります。

「あの先生はあんまり薬を出してくれない」

患者さんが不満を言っているのを聞くと、本当に残念に思います。薬の力に頼らず、生活習慣など根本から治そうとしている先生は、むしろ良心的ないい先生。本当は、そういう医者にかかってほしいものです。

極論に聞こえるかもしれませんが、**1日1時間歩くだけで9割の病気はみるみる良くなると思うので**、すべての外来患者さんにそう指導しています。

④良いジェネリックを選ぼう

国のジェネリック推しは、ある意味、異様です。テレビでも、ジェネリックの良さを伝えるCMがバンバン流れています。しかも、黒柳徹子さんとか高橋英樹さんといった信頼感のあるタレントさんを起用して。イメージ戦略はすっかり成功しているようで、「ジェネリックください」「ジェネリックといういい薬があると聞いたんですが……」なんて言って来院する患者さんまでいます。

でも、私たち医者の間では、いまだに「ゾロ」と呼ばれていた粗悪なイメージが根強く残っています。それは、イメージだけではなく、実際に使ってみても、やっぱり新薬と同じとは言いきれないのが現状です。

ゾロや、パッチもんからジェネリックにネーミングが変わったところで、「やっぱり効かないジェネリックもある」という事実は変わりません。このことは医者であれば誰でも感じていて、千人の医者がいればおそらく千人とも同意するでしょう。

医療費削減の有力手段として、一生懸命ジェネリックを推している政府からすれば、「効かないジェネリックがある」と書けば不都合な真実かもしれません。

いまや、「無駄な医療」という項目がウィキペディアにもあるような時代です。無駄な医療費を抑えることは、絶対に必要だと思います。でも、まずは、無駄なだけではなく、患者さんに悪影響も及ぼしている多剤投与を何とかするべきです。

10種類も20種類も薬を無駄に処方されて、薬漬けになってふらふらになっている患者さんがたくさんいます。無駄どころか、有害です。**強引にジェネリックを勧める前に、有害な多剤投薬を取り締まるべきです。**

そしてジェネリックをもっと広めたいのなら、「安かろう、悪かろう」ではなく、ちゃんと質の管理をしてほしい。国民は、ちゃんと保険料を納めているのですから、効かないジェネリックをつかまされて損をするなんてことがないように気をつけましょう。

⑤「医者に伝える力」をみがきましょう

ＣＴやＭＲＩ、エコーといった検査機器など何もない時代、医者は患者さんの話をよく聞きました。そして聴診器一本と触診だけで診断をつけていたのです。

ところが、検査機器が充実した今、医者の「聞く力」はすっかり低下してしまいました。すぐに検査に頼って、肝心の問診が疎《おろそ》かになっています。

医者も「聞く力」をもっと身につけなければいけないのですが、医療は患者さんと医療者の共同作業なので、患者さんも「伝える力」を身につけてほしいと思います。

患者さんのなかには、黙っていても診ればわかるだろう、検査をすればわかるだろうと思っている人がいます。しかしそれは、まったくの幻想です。

痛みは検査をしても数値化することはできませんし、何に困っているのかも患者さんが話をしてくれなければわかりません。そもそも、何のために診察を受けに来たのかも、患者さんが説明してくれなければわからないのです。

ひとりの患者さんの診察に使える時間は限られています。その限られた時間で、濃い治療を行うには、患者さんの伝える力がとても重要。

次のような工夫を、ぜひ、取り入れていただきたいと思います。

・A4の紙1枚に「病気・治療の経過」「症状」「診察の目的」をまとめる
・症状は、感じたままにわかりやすい言葉で
・一番困っている症状を、まず伝える
・言葉で説明しづらい症状は、写真や動画を使う
・事務連絡は、問診票にメモを挟む

短い時間でも、充実した診療になるように、患者さんも協力してもらえればとてもありがたいです。

⑥がん治療の現状を知って、後悔しない対策を！

がんが治る病気になったと、よく言われます。

でも、より正確に言うなら、「がんにかかっても治る人もいる」です。

がんにかかり、治療を受けて完治する人。

治療を受けても、治らなくて残念ながら死んでしまう人。

どちらが多いと思いますか？

答えは、残念ながら後者です。いま、日本人の2人に1人が一生のうちに一度はがんにかかると言われます。そして、日本人の3人に1人はがんで死んでいます。ということは、がんにかかってもがんで死なないのは6人に1人。

6人に2人はがんになってがんで死に、6人に1人はがんになってもがんで死なないということ。もっと言えば、**がんになった人のうち3分の1は助かり、3分の2は亡くなってしまうということです。**それが、日本人のがんの現実です。

治らないのであれば、どこまで延命できるかが治療の目標になります。そして、延命のために使われる道具のひとつが抗がん剤です。

ところが、延命のための治療であることをちゃんと理解していないと、最期まで抗がん剤にすがって命を縮めてしまいます。もう治らないのに奇跡にかけようとして、かえってつらい最期を迎えてしまう人が少なくありません。

がんは、治る人と、治らない人に分かれている。これは残酷な事実ですが、ある程度割り切って考えなければ後悔するでしょう。

「がんになってもがんで死なない、6人のうちの1人」に入りたいと思ったら、毎年がん検診を受けたり、タバコをやめる、暴飲暴食をやめるといった生活習慣に気をつけたり、策を講じるべきです。

それでも100%がんを回避することはできませんが、**がんにならない、あるいはがんになっても治る確率を上げることは確実にできます。**

⑦抗がん剤の〝やめどき〟は自分で決めましょう

がんは治るか、治らないかに分かれるということは、治らないがんの場合、治療には〝やめどき〟があるということです。

「医者が抗がん剤をやめてくれない」

「抗がん剤治療がつらくてやめたいのですが、主治医は『続けるべきだ』と言い張ります。私はどうすればいいのでしょうか?」

そんな相談をよく受けるのですが、まずは勇気を出して、主治医に聞いてみるべきです。「やめたいと自分から言ってもいいんですか?」と驚かれる方もいますが、もちろん、いいんです。

もし、「やめたい」と言っても、主治医がやめてくれないなら、

「もし先生の奥さんだったら、どうしますか？」
「親だったらどうしますか？」
と聞いてみてください。そうすれば、本音で答えてくれるかもしれません。

患者さんは、圧倒的に情報が少ないので、黙って医者に従うことが多いと思います。しかし、それで満足のいく治療にならなければ、あとになって悔やみ、医療を恨むことになります。それはとても残念なことです。

すべての治療には必ずどこかに〝やめどき〟があるのですから、「ここらが〝やめどき〟かな」と感じたら、患者さんから主治医に提案すること。

〝やめどき〟に絶対的な基準はありません。患者さんの生き方によって変わります。だからこそ、患者さんから言いだすことが大事です。

⑧「認知症になったら在宅は無理」は誤解です

2人に1人ががんになる。そしていつか2人に1人が認知症になる。今はそんな時代です。

がんになった後で認知症になる人、認知症になった後でがんになる人も、増えています。認知症にがんが合併することは、もはや普通のこと。なぜなら、どちらも生活習慣病がベースにあることは共通しているからです。

がんになるか、認知症になるか、あるいは両方になるかという時代を私たちは生きています。それなのに、認知症になったらもう人生は終わりだなんて思ってはいないでしょうか？　あるいは、認知症になったら精神病院に入るか、介護施設に入るしかないと思っていないでしょうか？

これからどんどん認知症の人の数は増えていくのに、そんなことをやっていたら、施設はすぐにパンクしてしまいます。それに、『ばあちゃん、介護施設を間違えたらもっとボケるで！』に書いた通りですが、もし施設に閉じ込められれば、認知症は確実に悪化します。

閉じ込め型介護が認知症を悪化させる

昔は、精神病院には統合失調症の患者さんがたくさん入れられていました。それが、「統合失調症は地域で生活した方が良い」という動きが出てきて、地域に帰されました。空いた病床を埋めるために今、狙われているのが認知症の人なのです。

病院や施設のなかには、転倒したら大変だからという理由で、車イスに固定されたり、ベッドに固定されたりという拘束が今でも普通に行われているところがあります。「拘束ゼロ」が病院のウリになるくらいですから、いかに病院や施設では身体拘束が当たり前のように行われているかがうかがえます。

考えてもみてください。本当は動けるのに、車イスやベッドに括《くく》り付けられたら、どうなるでしょうか？　当然、嫌です。嫌だから暴れたり、大声を出したりすると、「問題行動だ！」と言って、しばられたり鎮静剤が打たれる……。

介護施設でも、「徘徊《はいかい》して、事故にでもあったら危ないから」と言って、まだまだ歩ける人が、フロアから絶対に出られないようになっていたり、個室に閉じ込められていたりします。

縛られたり、閉じ込められているうちに、すっかり体が弱り、本当に歩けなくなってしまう。歩いて病院や施設に入院・入所した人が、こうやってたったの数カ月で寝たきりになってしまうのです。

認知症でも最期まで自宅で

認知症になっても、住み慣れた地域で最期まで暮らすことができます。私が、在宅医療で診ている患者さんの半分くらいは認知症の人です。

通院ができなくなったら在宅医療制度を使い、生活が不安になったら訪問介護を使えばいい。そのときに大事なのは、最期まで在宅医療で対応してくれ、ウマが合って、できるだけ薬を使わないかかりつけ医を探すこと。

ケアマネジャーも、すぐに「精神病院に、施設に」と言わない人を選ぶこと。**「認知症になったら精神病院か施設」と刷り込まれているケアマネが実に多いのです。**

「認知症とわかったら、在宅は無理です」と、面と向かって言われた家族がいくらでもいますが、本当に悲しいことです。その人に寄り添って、その人の生活を支えるべきケアマネが、人権を奪う先導者になってしまっているなら、嘆かわしいことです。

だから、認知症になっても自分の希望に沿った医療、介護を考えてくれる医者、ケアマネを自分で探さなければいけません。認知症になったらなったで、そのときに誰かがなんとかしてくれるだろうなんて思っていたら、あれよあれよと言う間に、精神病院か施設に流れ着いてしまいます。それを避けるには、自分で策を練らなければダメ。

「認知症になっても精神病院には入りたくない」「認知症になっても、住み慣れた家で最期まで普通に暮らしたい」というのも、立派なリビングウィルだと思います。

⑨治らない病気には〝支える医療〟を使いましょう

高齢化率（65歳以上の人の割合）が7％を超えた社会は、「高齢化社会」と呼ばれます。

高齢化率が14％を超えると、「高齢社会」。

高齢化率が21％を超えると、「超高齢社会」。

では、高齢化率が28％を超えると？

今のところ、名前はありません。人類史上、まだ誰も経験していない社会だからです。でも、日本は超高齢社会をすでに迎え、未知の社会――超超高齢社会――にどんどん向かっています。あと30年、40年後には、高齢化率40％になると言われています。

高齢者の数も割合も増えている今、病院の医療だけではカバーしきれなくなっています。なぜなら、病院で行うのは「治す医療」だから。どんなに医療が進んでも、「治せる病気」と「治せない病気」があって、後期高齢者の病気のほとんどは「完全に治せない病気」です。医療を過信している人は、先進医療で全部治せると思い込んでいますが、間違いです。

医者は医学部で、治す医療しか習っていません。だから、治せない病気に対しても、最期まで治すための医療をしてしまう。その結果、過剰治療になり、かえって苦痛を増やして命を縮めてしまっているというのが現状です。

治せない病気を持っている患者さんの生活をいかに支えるか。それが、在宅医療がめざす姿で、高齢者が増えている今、最も期待されている医療のカタチです。

病院の常識は在宅の非常識

たとえば、もう90歳を過ぎているのに「膝が痛い。治してくれ」と言って、人工関節を入れる手術を受けた人が、手術後の感染症で死んでしまったとしましょう。家族は、「治してくれると言ったのに！」と、医者に文句を言うかもしれません。でも、治せない病気を治せると信じて、病院に行ったのがそもそもの間違いだったのです。

この間は、95歳のおじいちゃんの娘さんが病院に相談にいらっしゃいました。おじいちゃんが「めまいがする」と言うので救急車を呼んだら、病院に入院することになった。ところが、病院でインフルエンザをうつされてご飯が食べられなくなり、さらに肺炎を起こして、入院が長引いているうちに、たった1週間で足腰も弱くなって認知症まで進んでしまった、とのこと。

「病院に入院している間に、どんどん悪くなっている気がします。どうしたらいいでしょうか?」と、相談を受けました。

「病院を出たら治ると思いますよ」と言うと、娘さんは「病院の先生も看護師さんも『家に帰ったらもっと悪くなる』と言って、出してくれません」とおっしゃる。「悪くなりません。**すぐに脱出してください**」と自主退院を勧めました。その方は病院の先生たちを振り切って、その日のうちに無理矢理退院しました。

そして家に戻って3日もすると、すっかり元気になって、「車の運転をしてもいいですか?」と言い出すほどに回復しました。さすがに車の運転は危ないので、「まだダメです」と言って止めていますが、ご飯も充分食べられるようになったし、2週間後には、杖《つえ》なしで歩けるようになりました。

病院は若い人のもの

平均寿命を超えたら、治らない病気が増えるのは当然のこと。

90歳を超えて人工関節を入れる手術をしようとか、95歳で「めまいがする」と救急車を呼んで病院に入院しようと考えることが、そもそも間違っているのです。

治らないのに入院させると、かえって悪くなるだけ。狭い場所に閉じ込められて一日中横になっていたら、どんどん体が衰えていくのは当たり前です。認知症も進むし、病院とは病が集まっているところですから、院内感染にも巻き込まれます。

病院という場所は、比較的若い人のためのものです。「比較的若い」とは、平均寿命周辺かその手前のこと。

治せない病気を無理矢理治そうとして遠回りしていないでしょうか？

手術や入院医療といった治す医療が得になるかどうかは、その人の状況次第。後期高齢者が手術や入院を考えるときには、かかりつけ医とよく相談してから選んでください。

⑩元気なうちに、往診してくれるかかりつけ医を見つけましょう

たまに、「先生、往診してください」と、県外ところか、北海道や四国の人に言われます。そんな遠方に行けるわけがありません。

往診というのは、診療所のある場所から半径16キロまでと、診療報酬のルールで決まっています。

実際は、16キロでも遠い。私の場合、車で20～30分くらいで行ける場所を対象にしていますから、せいぜい10キロ圏内。おそらく他の在宅医の先生も同じような感覚でしょう。

「近くにいい医者がいないんです」

講演に呼ばれていろいろな地域に行くと、必ずと言っていいほど言われる言葉。そのたびに、「必ずいますから、探してください」と言っていますが、ほとんどの人は、探す努力をしていません。あるいは、いざ往診が必要になってから、慌てて探し出す。

困ってから探しても、急にいい医者は見つかりません。比較的元気なうちから本気で探しておいてほしいのです。

私がよく言うのは、「風邪をひいたときがチャンス」。

風邪を口実に、ちょっと気になっていた医者にかかってみる。少し無駄話もしてみて、ていねいに答えてくれるか、馬が合うかどうかを確かめてみる。合わないと思ったら、次は別の医者にかかってみる。そして、2、3回かかって、多少顔なじみになったら、**「困ったときには往診もしてくれますか？」**と、聞いてください。

「在宅診療をします」と看板に掲げていなくても、かかりつけの患者さんが困ったときには往診はするという、隠れ在宅医は結構います。「在宅医療をやっています」「24時間対応します」とどーんと宣伝すると、忙しくなりすぎるので、馴染みの患者さんだけに携帯電話の番号を教えて、ひっそりと往診、訪問診療をやっている町医者です。

そういうかかりつけ医を前もって探しておくべき。「いざとなったら救急車を呼べばいい」と思っている人は多いのですが、どこに連れて行かれるのかはわかりません。それより、何かあったらすぐに電話が通じて、いざというときには来てくれるかかりつけ医に相談したほうがよっぽど安心です。

⑪元気なうちに、家族に自分の気持ちを伝えておきましょう

本人は一生懸命勉強して、ウマの合うかかりつけ医、ケアマネさんを探し、人生の最終章に向けて準備を整えていても、突然現れた〝邪魔者〟にすべてを覆《くつがえ》されてしまうことがあります。

私も何度も経験しています。かかりつけ医として、1週間に1回の訪問診療を始めて、ようやく信頼関係ができてきたと思った矢先、突然現れて、

「●●がんセンターに入院の予約をしましたので、もう訪問診療は要りません」とか

「どこどこにある高級老人ホームに入所が決まりましたので」なんて一方的に告げられる。それでご本人がハッピーだったらいいのですが、あとから奥さんが、

「あれからえらい目に遭いました。入所したらすぐにすっかり弱って……」

と、泣きながら報告にいらっしゃったりします。

ところで、突然現れるその〝邪魔者〟とは誰か？

それは、家族です。**特に遠くに住む子どもや親せき。それが医療者だったりしたら最悪です。**

遠くの長男や長女が、最後の親孝行だと勘違いして、建物ばかりがやたらと立派な老人ホームへの入所を決めてきたり、「最期は最高の医療を受けさせたい」などと言って、最新の医療機器が揃った都心の病院への入院手続きを勝手に進めることもよくあります。

もう治すことが見込めなくなった後は、人生の最終章の生活を支える医療こそが、最高の医療だということを理解してもらえないのが普通です。

尊厳ある最期を奪うのは、50代の子どもたち

いま、50代の人たちの親が人生の最終章にさしかかっています。私も50代ですが、あえて言いたい。**わけのわからないわがままを言って権利を振りかざして親の尊厳を損ねているのは、私（57歳）を含む50代に多い。**

その親世代というのは、大正末期から昭和1桁生まれで、戦争を経験し、日本国のために戦って、たまたま生き残って、頑張って生きてきた人たちです。一方、その子

ども世代の今の50代は、中途半端に豊かな時代を生きてきた、挫折のあまりない世代です。さらに下の世代になると、「このままではいけない」という危機感があるのですが、50代は、自分たちがのらりくらりと生きてこれただけに、根拠のない自信ばかりがあります。

いい会社に勤めて、いっぱしの知識があるつもりの〝子ども〟たちが、「がんなのに、なんで病院に連れて行かないんだ！」「町医者の言うことなど信じられん」などと言い張って、大病院や老人ホームに連れて行ってしまう。多少の不便があろうと、住み慣れた家で生活のリズムがちゃんとでき上がっているのに、そんなことはお構いなしです。

遠くの長男、長女に邪魔されないように

もし自分の望む最期を迎えようと思ったら、自分の子どもたちをしっかり味方につけておくことです。

たとえば、自分自身は余計な延命治療は受けたくないと思っていても、家で転倒したり、肺炎にかかったりして、一緒に住んでいる家族が慌てて救急車を呼んでしまっ

たら、途端に延命治療のフルコースが始まります。あれよあれよと言う間に管だらけになってしまう。

「救急車を呼ぶ前に、かかりつけ医の●●先生に連絡してね」

普段から、子どもたちにそうしっかり伝えておけば、延命治療のフルコースは避けられるはず。

「延命治療はしないでください」というリビングウィルを書いていても、いざ、自分が意識がなくなったときに、家族が救急車を呼び「やっぱり延命治療をお願いします！」と懇願すれば、延命治療が行われます。なぜなら、リビングウィルには、残念ながら遺言書のような法的な力はないから。だから、医療者は、後から家族に訴えられて、有罪になることを恐れて、家族の言うことを聞くしかないのです。

そうならないように、家族とはしっかりと話し合っておきましょう。

特に遠くに住む長男、長女には要注意。たとえ、「縁起でもない」と言われようと、「自分はこういう最期を迎えたいんだ」と元気なうちから言い聞かせておくべきです。最後の最後に邪魔をする敵は、実は最も身近なところにいます。

⑫「お金では〝幸せな最期〟は買えない」と知っておきましょう

お金で幸せが買えるか？

どの年代、いつの時代にも議論になるテーマです。

お金はあるに越したことはない。そう思っている人は多いでしょう。

では、人生の最終章を幸せに穏やかに過ごすには？

お金をかければ「いい医療」「いい介護」を受けられて、穏やかな最期さえ「お金で買える」と思っている人は多いです。今、80代、90代を迎えて、人生の最終段階にさしかかっている本人はそうでもありませんが、その子ども世代（困った50代）は、なんでもお金で買えるとどこかで思い込んでいます。

だから、**高級老人ホームに入れることを最高の親孝行**だと信じられるのでしょうか。

だから、設備の整った医療機関に入院させることが最良の医療だと思うのでしょうか。

だから、末期がんで、もうガリガリにやせている親に、高額な免疫治療を勧めるのでしょうか。

お金をかけて施設に入ったり、高額な免疫治療を受けても穏やかな最期にはならないのは、すでに書いたとおり。

もし多少のお金があるのなら、私だったら、たとえせんべい布団でも、住み慣れた家で暮らしながら、親の使いたいサービスにお金を使うでしょう。

夜、一人になるのが怖いと思ったら、一晩2~3万円でヘルパーさんが泊まってくれるサービスがある。要介護になっても外出したい、旅行に行きたいと思ったら、介護タクシーを使ったり、自費でヘルパーさんについてきてもらったりすればいい。

一晩2~3万円と聞けば「高い」と思うかもしれませんが、夜間に付き添いが必要な期間はそう長くはありません。トータルで考えれば、有料老人ホームに入るより、よっぽど安上がりです。

だから、お金が「あるか、ないか」より、お金を「どう使うか」が大切です。

自分の人生の最終章に、お金をどう使うか、いまから考えて準備してほしいと思います。

著者紹介

長尾和宏（ながお　かずひろ）

医療法人裕和会理事長、長尾クリニック院長。1984 年、東京医科大学卒業後、大阪大学第二内科に入局。95 年、兵庫県尼崎市で開業。複数医師による外来診療と在宅医療に従事。

医学博士、日本慢性期医療協会理事、日本ホスピス在宅ケア研究会理事、日本尊厳死協会副理事長、エンドオブライフ・ケア協会理事、労働衛生コンサルタント、関西国際大学客員教授、東京医科大学客員教授。

おもな著書に、『がんは人生を二度生きられる』（青春出版社）、『「医療否定本」に殺されないための 48 の真実』（扶桑社文庫）などがある。

その“医者《いしゃ》のかかり方《かた》”は損《そん》です

2015年 8 月 10 日　第 1 刷
2016年 6 月 30 日　第 3 刷

著　　者　長《なが》尾《お》　和《かず》宏《ひろ》

発 行 者　小 澤 源 太 郎

責任編集　株式会社プライム涌光
電話　編集部　03(3203)2850

発 行 所　株式会社青春出版社
東京都新宿区若松町12番1号〒162-0056
振替番号　00190-7-98602
電話　営業部　03(3207)1916

印刷・大日本印刷　　製本・ナショナル製本

万一、落丁、乱丁がありました節は、お取りかえします

ISBN978-4-413-03961-1 C0030

長尾和宏の本

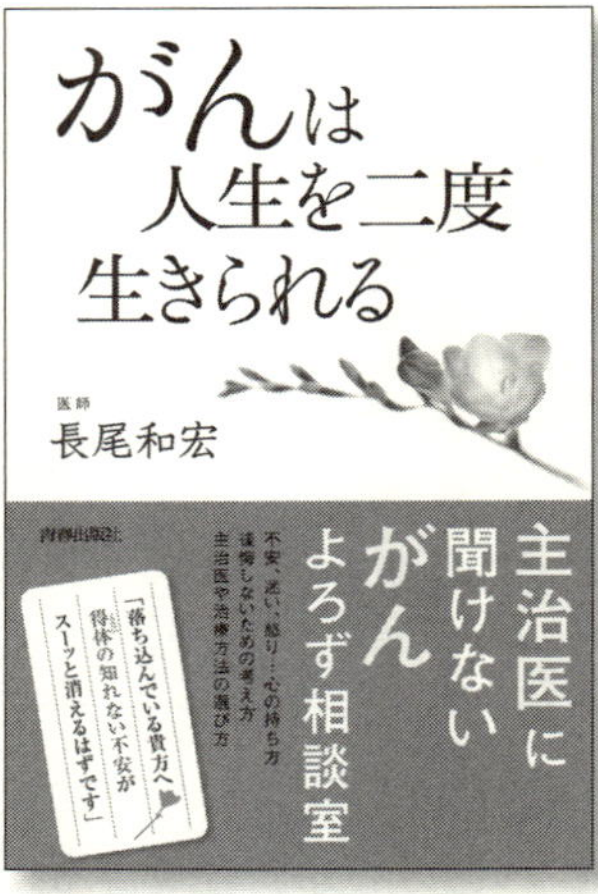

がんは人生を二度生きられる

ISBN978-4-413-11168-3　本体1,000円

※上記は本体価格です。（消費税が別途加算されます）
※書名コード（ISBN）は、書店へのご注文にご利用ください。書店にない場合、電話またはFax（書名・冊数・氏名・住所・電話番号を明記）でもご注文いただけます（代金引換宅急便）。商品到着時に定価＋手数料をお支払いください。
〔直販係　電話03-3203-5121　Fax03-3207-0982〕
※青春出版社のホームページでも、オンラインで書籍をお買い求めいただけます。ぜひご利用ください。〔http://www.seishun.co.jp/〕

お願い　ページわりの関係からここでは一部の既刊本しか掲載してありません。折り込みの出版案内もご参考にご覧ください。